中华脉诀精注精译精解丛书

脉药联珠

精注／精译／精解

主 编◎岳利峰 杨云松 张华

中国中医药出版社
·北 京·

图书在版编目（CIP）数据

脉药联珠精注精译精解 / 岳利峰，杨云松，张华主编.—北京：中国中医药出版社，2018.6（2019.8重印）

（中华脉诀精注精译精解丛书）

ISBN 978-7-5132-3376-7

Ⅰ.①脉… Ⅱ.①岳… ②杨… ③张… Ⅲ.①脉学 – 中国 – 清代 ②《脉药联珠》– 注释 ③《脉药联珠》– 译文 Ⅳ.① R241.1

中国版本图书馆 CIP 数据核字（2016）第 102277 号

中国中医药出版社出版

北京经济技术开发区科创十三街 31 号院二区 8 号楼
邮政编码　100176
传真　010-64405750
赵县文教彩印厂印刷
各地新华书店经销

开本 880 × 1230　1/32　印张 8.75　字数 189 千字
2018 年 6 月第 1 版　2019 年 8 月第 2 次印刷
书号　ISBN 978 – 7 – 5132 – 3376 – 7

定价　39.00 元
网址　www.cptcm.com

社 长 热 线　010-64405720
购 书 热 线　010-89535836
维 权 打 假　010-64405753

微信服务号　zgzyycbs
微商城网址　https://kdt.im/LIdUGr
官 方 微 博　http://e.weibo.com/cptcm
天猫旗舰店网址　https://zgzyycbs.tmall.com

如有印装质量问题请与本社出版部联系（010-64405510）
版权专有　侵权必究

《中华脉诀精注精译精解丛书》
编委会

总 主 编　陈家旭

副 主 编　邹小娟

编　　委　（排名不分先后）

　　　　　陈家旭（北京中医药大学）

　　　　　邹小娟（湖北中医药大学）

　　　　　薛飞飞（暨南大学）

　　　　　祝美珍（广西中医药大学）

　　　　　陈云志（贵阳中医药大学）

　　　　　倪祥惠（山东大学附属省立医院）

　　　　　岳利峰（北京中医药大学东直门医院）

　　　　　孙贵香（湖南中医药大学）

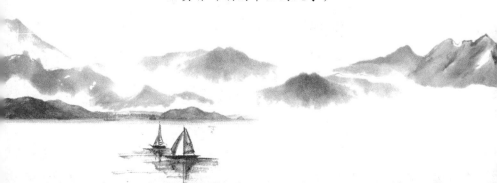

《脉药联珠精注精译精解》
编委会

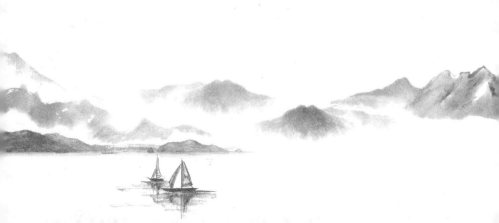

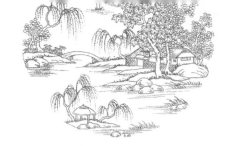

总序言

　　中华脉学是中医学的重要组成部分。脉诊是中医人不可或缺的重要技能之一。唐代杰出的医学家孙思邈曾这样说过："夫脉者，医之大业也。既不深究其道，何以为医者哉！"可以想见，脉学在中医学领域的地位举足轻重。

　　早在《黄帝内经》中，就提出了三部九候脉法，在《难经》中则更是提出独取寸口诊脉法，《伤寒杂病论》中也是极其重视平脉辨证的，直到王叔和的《脉经》问世，把脉诊从学术的地位上升到学科的地位。

　　脉诊是中医临床工作人员的必备技能。明代著名的医学家徐春甫说："脉为医之关键，医不察脉，则无以别证；证不别，则无可以措治。医惟明脉，则诚为良医，诊候不明，则为庸妄。"指出脉学是评判医者水平的标准。

　　然而，学习脉诊的难度又是业界所公认的。就连脉学的开山祖师王叔和也发出"胸中了了，指下难明"

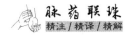
的感叹；唐代著名医学家许胤宗也有"意之所解，口莫能宣"的感慨，清代闻名遐迩的医学家吴瑭也认为"四诊之法，惟脉最难，亦惟脉最可凭也"。这也说明脉学是中医学里最难学但又最重要的内容。

那么，脉学究竟能不能学好呢？答案是肯定的，但要学好脉学，不背一些脉诀怎么行？然而古今脉诀以歌诀体裁写成，犹怪世夐文隐，年移代革，其中隐藏的深意并非浅学所能窥造，因此，详细注解、翻译、阐发脉诀，对于后学者大有裨益。

"望龙光知古剑，觇宝气辨明珠"，事实上，中华脉学不啻古剑、明珠般宝贵。本套丛书精选《濒湖脉学》《诊家正眼》《脉诀汇辨》《脉药联珠》《四诊心法》《脉诀乳海》书中的脉诀部分，对歌诀进行精细校对，对术语生字详细注解，把歌赋心法进行白话翻译，对疑难重点详细解读。以期从多层面、多角度来阐发脉学真谛，揭开具有"脉理渊微，其体难辨"的脉学的神秘面纱，使"跨越时空、跨越国度、富有永恒魅力、具有现代价值"的中医学绽放异彩。

陈家旭

2017 年 7 月于北京中医药大学

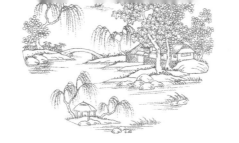

内容提要

　　本书立足于清代医家龙柏所撰的《脉药联珠》原著，从中摘录出有关脉诊的论述内容，从文字注释入手，对原文进行直接翻译，并结合作者自己的体会、认识，对原文内容进行了深入的解析。全书共五章，包括诊脉基础理论概说，发明常脉、病脉、变脉、奇经脉、贵脉、贱脉、真脏脉、贼脉总诀，痧脉症治要诀，浮沉迟数四提纲兼脉主病歌，以及奇经八脉主病用药诀。在对全书的章节进行划分时，主要参考原书的样式，并结合书中条文内容的相关性和逻辑性进行考虑。此外，每一章的原文都按照 [提要][注释][译文][解析] 分别进行阐述。全书在编写过程中，始终本着"立足原文、探幽发微"的原则，让读者既能方便进入书本之中，又能自由走出书本之外。书中涉及内容丰富，涵盖面广，既突出了学术性，又添加了临

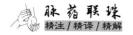

床体会，增强了实用性。本书适合于中医、中西医结合各专业医务人员、科研人员及在校学生使用。

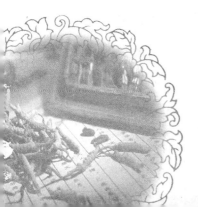

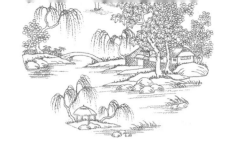

前　言

　　《脉药联珠》一书为医家龙柏所著。龙柏，字佩芬，号青霏，清代长洲人（今江苏苏州），乾隆、嘉庆年间的医家。他出生儒家，天资聪颖，勤奋好学，年长之后，博览诸家，尤其精于医药。从医三十余载，治病多奇效，对痧胀的诊治见解独到。全书论述内容较广，涉及脉、症、方、药诸方面，特别是对脉象理论和用药宜忌颇有特色，并以歌诀的形式呈现书的内容，为学习者读诵提供了颇多方便。无论对于临床、教学，还是科研，《脉药联珠》都是一本具有重要研究价值和意义的书。

　　我们在编写《脉药联珠精注精译精解》一书时，所参考的文本是周学胜、孙多善点校的版本，这本书是以嘉庆丙子（1816）年刊出本作为底本，并以光绪十年（1884）羊城翠琅玕馆校刊本和上海江左林石印

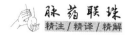

本作为校本。在点校过程中，基本保持了原书的体例与原貌。我们在撰写此书的评注时，首先选取了书中关于脉诊部分以歌诀形式描述的内容，在保持原书内容不变的前提下，参考原书的样式，并结合书中条文内容的相关性和逻辑性，对章节划分做了略微调整。每一章在撰写的过程中，始终本着"立足原文、探幽发微"的原则，先呈现出原文，然后按照 [提要][注释][译文][解析]四部分分别进行阐述。在对原文中的重要字词进行注释时，主要参考古汉语字典、新华字典（商务印书局）、中华大辞典等工具书，尽量准确揭示字词的本意。在原文的翻译时，一方面是直接从字面进行翻译，另一方面也结合上下文语境进行翻译。翻译的原则是尽量把原文的意思完整呈现出来。解析的部分，主要是编者结合自己的认识，对原文表达的思想进行了发挥和深入，希望读者既能读懂原文的意思，又能跳出原文，提升自己原有的认识。此外，书中加入了很多临床体会和经验，增加了该书的实用性。

全书共分为五章，分为诊脉基础理论概说；发明常脉、病脉、变脉、奇经脉、贵脉、贱脉、真脏脉、贼脉总诀；痧脉证治要诀；浮沉迟数四提纲兼脉主病歌；奇经八脉主病用药诀。第一章主要介绍认脉脏腑部位、诊脉方法、十二经本脉、二十八脉，以及兼脉等诊脉的基础知识。第二章着重阐发了常脉、病脉、变脉、奇经脉、贵脉、贱脉、真脏脉、贼脉的临床表现。第三章对痧胀的因机证治以及用药宜忌进行了论述。第四章以浮、沉、迟、数为提纲，着重论述了临床上不同兼脉的主病论治。第五章论述了奇经八脉的主病用药。

　　本书的编写得到了很多医界同仁以及研究生的鼎力相助，并得到了出版社的大力支持，在此书付梓刊出之际，谨向各位表达诚挚谢意。诚然，因为理论水平有限，临床经验尚不丰富，编写过程中恐未能尽达其意，不足之处在所难免，敬请读者不吝赐教，以期今后日臻完善。

《脉药联珠精注精译精解》编委会

2017 年 11 月

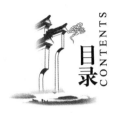

目录 CONTENTS

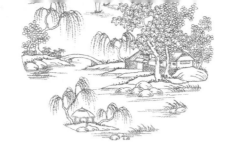

第一章　诊脉基础理论概说

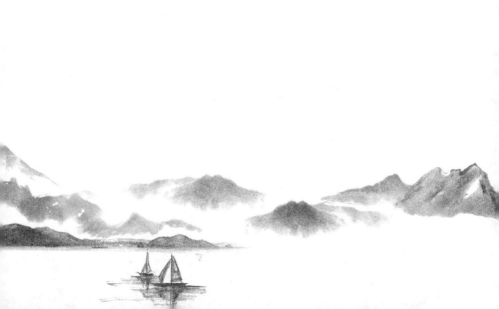

一、入手认脉脏腑部位脉诀

【原文】

左尺属水，膀胱与肾。小肠肝胆，左关细认。心君胞络①，膻中②左寸。右尺三焦，相火③曰命。右关脾胃，大肠附盛④。胸中肺金，右寸部定。左寸关间，人迎⑤表证。右寸关间，气口⑥里应。

【提要】

本段文字主要论述了左右手寸关尺所对应的脏腑部位。

【注释】

①胞：同包。胞络指心包络。

②膻中：指前胸正中，两乳之间的部位，为膻中穴所在之处。

③相火：生理学名词。相火指寄居于肝肾二脏的阳火，是人体生命活动的动力。

④盛：chéng，音丞，意思是承受容纳，以器受物。

⑤人迎：经穴名。出自《灵枢·本输》。别名天五会、五会。属足阳明胃经。在颈部，结喉旁开1.5寸，胸锁乳突肌的前缘，颈总动脉搏动处。

⑥气口：人体部位名。气口即寸口。《素问·经脉别论》云："气口成寸，以决死生。"

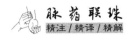

【译文】

左手尺部对应肾和膀胱，论五行属性，此一脏一腑皆属水；左手关部对应小肠和肝胆；左手寸部对应心、心包络及膻中。右手尺部对应三焦和命门；右手关部对应脾胃和大肠；右手寸部对应胸中和肺。左手寸部至关部之间所切脉象主候阳证、表证，右手寸部至关部之间所切脉象主候阴证、里证。

【解析】

《黄帝内经》一书记载了三部九候遍身诊脉法，《难经》将其进行了简化，开创了寸口定位诊脉法之先河。晋代，太医令王叔和在其所著的《脉经》中进一步确立了寸口脉诊法。寸口脉分三部。桡骨茎突处为关，关之前（腕端）为寸，关之后（肘端）为尺。寸关尺三部的脉搏，分别称为寸脉、关脉、尺脉。《脉经》言："从鱼际至高骨，却行一寸，其中名曰寸口，从寸至尺，名曰尺泽，故曰尺寸，寸后尺前名曰关。阳出阴入，以关为界。"关于三部脉候脏腑的问题，历代论说颇多，但基本精神是一致的，即以临床常用的划分方法为代表：左手寸脉候心，关脉候肝，尺脉候肾；右手寸脉候肺，关脉候脾胃，尺脉候命门。总的来说是"上寸脉以候上（躯体上部），下尺脉以候下（躯体下部）"的原则。《难经》《脉经》两书对寸关两部脉的描述相同，对尺部脉的描述略有不同。寸部脉，左手候心和小肠，右手候肺与大肠；关部脉，左手候肝胆，右手候脾胃；尺部脉，左手候肾和膀胱，右手尺部左后部位，《难经》是三焦和心包络，《脉经》是肾和膀胱。《脉药联珠》

中的此段文字对寸关尺所候脏腑的约定与《难经》《脉经》有所不同。它将心包络放在寸部，小肠和大肠皆位于关部，尺部则有左肾右命门之分别。之所以这样区分，可能受到作者本人经验和知识的影响。最后一句，谈及人迎主表、气口主里的问题。笔者认为，人迎穴在喉结两旁，本位于足阳明胃之经脉，阳明经为多气多血之经，外邪侵入，正气必然与邪气抗争，并且病至阳明，则万物所归，无所复传。所以，人迎为腑脉，主候表证。气口在两手寸口，乃手太阴之经脉所过。肺主一身之气，朝会百脉，如果人体五脏受病，必然在气口有所体现。所以气口为脏脉，主候里证。

二、认十二经诀

【原文】

手足太阳，小肠膀胱。手足阳明，大肠胃经。手足少阳，三焦胆当①，足手太阴，脾土肺金。足手少阴，肾兮②与心。手足厥阴，胞络肝寻③。

【提要】

此段文字主要介绍人体十二条正经的名称。

【注释】

①当：相当、相称。

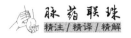

②兮：古代汉语中的语气助词，相当于现代汉语中的"啊"。

③寻：连接在一起。

【译文】

手、足太阳经分别对应小肠经、膀胱经。手、足阳明经分别对应大肠经、胃经。手、足少阳经分别对应三焦经、胆经。足、手太阴经分别对应脾经、肺经。足、手少阴经分别对应肾经、心经。手、足厥阴经分别对应心包经、肝经。

【解析】

经络是中国古人基于自然观察的事实，依靠哲学思辨概括出来的。据有关资料显示，起初人们在生产生活实践中只是注意到了体表的血管，后来随着治病经验的积累，人们需要给它一种解释和理解，具体的血管就演化为了抽象的经络概念。经络的作用是运行气血，沟通上下内外。因此，它不仅传输物质能量，还传输信息。就手足三阴三阳经来说，阴经和阳经互为表里，各条经脉循环交注，在内络属五脏六腑，在外联系四肢百骸。依靠以十二条经脉为主干的经络系统，古人从理论上把人体各部分紧密联系起来，形成了一个内外上下统一的结构整体。正是基于这个结构整体的认识，所以人体各结构部分的功能也就形成了统一的整体。这种整体观对于我们认识生命和疾病，以及诊治疾病，都具有重要的理论意义。

三、二十八脉总名

【原文】

浮洪紧大，虚散芤阳①；沉弦实伏，牢革短详②；迟微缓涩，结弱濡量③；数长细滑，促动代忙④。二十八脉，总⑤四提纲。

【提要】

此段文字介绍了二十八种脉象的名称，并提出以浮沉迟数为总纲。

【注释】

①阳：与"阴"相对的哲学概念。

②详：仔细地审议。

③量：考虑，审度。

④忙：急促，迫切。

⑤总：概括地说明。

【译文】

浮脉、洪脉、紧脉、大脉、虚脉、散脉、芤脉，这些脉象的属性皆为阳；沉脉、弦脉、实脉、伏脉、牢脉、革脉、短脉，这些脉象在临床上要仔细审议辨识；迟脉、微脉、缓脉、涩脉、结脉、弱脉、濡脉，这些脉象需要认真考虑审度；数

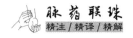

脉、长脉、细脉、滑脉、促脉、动脉、代脉，这些脉象都表现出急促、迫切的特点。以上都是临床常见的二十八种脉象，概括来讲，可以浮、沉、迟、数作为总纲。

【解析】

本段文字中，作者提出以阴阳属性对二十八种脉象进行分类，并把浮脉、洪脉、紧脉、大脉、虚脉、散脉、芤脉归属于阳脉，那么对应的阴脉是什么，又有哪些呢？从后面的文字表述来看，浮沉迟数为总纲，而就阴阳相对性而言，浮和沉、迟和数都是相对的脉象。既然如此，如果把浮脉、洪脉等归属阳脉，那么阴脉就应该包括沉脉、弦脉、实脉、伏脉、牢脉、革脉、短脉。同理，如果我们把数脉、长脉、细脉、滑脉、促脉、动脉、代脉归属于阳脉，那么迟脉、微脉、缓脉、涩脉、结脉、弱脉、濡脉就属于阴脉。这是作者省略未说明之处，也是读者所读无字之处。至于作者为何要以浮沉迟数为总纲来统领二十八种脉象，结合文后的描述来看，可能原因是脉象浮沉可分辨病位的表里，而脉象迟数可以分辨病性的寒热，表里寒热既已澄清，则疾病阴阳分治明矣。再者，通过脉象兼夹和患者证候进行综合判定，能得知疾病的虚实。因此，只要断明患者脉象的浮沉迟数，参合兼脉和病候，疾病的阴阳、表里、寒热、虚实皆可清楚明白。

四、入手诊脉要诀

【原文】

诊脉之法，须明端的①，令人仰掌，骱②后寻觅，三指排均，分寸关尺，各循③本部，搭指调息④。

候脉往来，一呼一吸，探其至数，或慢或急。浮中沉取，表里分别，浮候十五，中沉同律⑤，四十五至，总看法则，浮沉迟数，提纲不忒⑥。再分部位，各候五十，内外推求，脏腑虚实，浮表沉里，迟寒数热，暑湿燥风，六淫⑦之疾，喜怒忧思，悲恐惊七，六淫七情，以症合脉，细心详察，慎不可忽。

诊法既明，始堪⑧用剂。兼⑨病施药，详于后诀。

【提要】

此段文字主要讲述诊脉的方法、程序及临床意义。

【注释】

①端的：始末。

②骱：骨节相衔接之处。

③循：按着次序移动。

④调息：调节呼吸。

⑤律：法则。

⑥忒：差错。

⑦六淫：自然界气候异常产生的六种致病因素，即风、寒、暑、

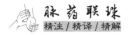

湿、燥、火。

　　⑧堪：经得起，或受得住。

　　⑨兼：同时具有或涉及多种事物。

【译文】

　　至于诊脉的方法，须明白其整个过程。首先让患者掌心向上平放，医者在患者桡骨茎突后探寻脉体，食指、中指、无名指三指均匀地排布其上，分别对应脉体的寸、关、尺三部，按次序挪动手指头以探寻脉体本部后，手指搭于其上，同时调节自己的呼吸使其稳定均匀。等候脉象往来之时，医者以均匀的一呼一吸来衡量患者脉搏的至数，或和缓，或急迫。然后，通过浮取、中取、沉取探察脉象，以判断病位在表还是在里，浮取切脉需要考察脉搏十五次，中取、沉取也要按照同样的法则，这样切脉一共需要考察脉搏四十五次，概括来讲，浮、沉、迟、数这四大提纲脉象的辨识不能有差错。然后，医者需要切按寸、关、尺三部分别考察脉搏五十次，通过司外揣内的方法推求脏腑的虚实。浮脉主表，沉脉主里，迟脉主寒，数脉主热，此可从脉象断之。至于致病因素，有暑、湿、燥、风等六淫，喜、怒、忧、思、悲、恐、惊之七情，究竟何者为致病之因，需要参合症状和脉象一起分析，细心考察，仔细审度，方可明了。诊脉明确之后，才能处方用药，进行治疗。至于如何结合疾病证候来用药，这些内容在后面的歌诀中会详细谈到。

【解析】

　　结合本段文字的描述，在医生给患者诊脉的过程中，有几点细节是需要特别注意的。一是"各循本部",要求医生按照次序挪动指头以确定寸关尺三部,观之今日临床,很多人忽略了这一点。至于这样的要求合不合理、有无必要,以及不按照这样做会有什么后果的问题,我们需要认真研究。但是,有一个问题是非常清楚的,即寸关尺三部的位置确定,对我们收集脉象信息,并由此指导诊断,是非常重要的。可以想象,如果寸关尺的位置错了,依据错误的脉象做出的诊治会是怎样的后果。二是"搭指调息"。要求医生在确定寸关尺位置后,要调节自己的呼吸,使其平稳均匀。这样做的必要性体现在,我们需要根据一呼一吸之间患者的脉搏次数来判断脉象的迟数,由此确定疾病性质的寒热。但是,有一个问题摆在眼前,一呼一吸之间究竟是多久,不同医生在诊脉时其一呼一吸的时间是否会一样,如果不一样,究竟会有多大差距,这个差距对患者脉象的诊断有无影响,有多大的影响。这也是一个需要研究的课题。三是"浮中沉取"。医生切脉不能随意搭指,妄下结论,应该分浮、中、沉三个层次进行诊脉。这样做的意义,一方面为了辨识表里虚实,另一方面一些特殊脉象,比如芤脉,只有经过浮中沉取才能觉察。四是"以症合脉"。中医收集疾病信息的主要方法是望闻问切,每种方法会收集到不同的疾病信息,都有其片面和不足,为了防止错诊和漏诊,我们提倡四诊合参。因此,脉象虽是医生从患者身上获得的一种重要疾病信息,它能为疾病诊断提供依据,但是,临床上为了提高诊断的准确性,也要和疾病证候结合考虑,对于临床医生,不提倡仅凭脉象诊断。此外,四诊收集的疾病信息并非都能反映出疾病本质,换句话说,有的信息和疾病本质一致,有的则不一致,故医者必须分清疾病信息的真假。就脉象来说,它同样存在与疾病本质一致和不一致的问题。因此,在临床诊断过程

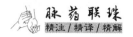

中，就存在脉象取舍的问题，这需要医生对疾病信息进行认真全面分析，如果脉象是假象，不能反映证候本质，就应该舍去脉象，而以其他疾病信息作为辨证依据，反之，如果疾病证候是假象，不能反映疾病本质，就应该舍去疾病证候，而以脉象作为辨证依据。

五、二十八脉体象诀

【原文】

浮脉轻取，水中按木。洪如浪涌，来盛回迢①。

紧似牵绳，上车转索。大铺满指，浑似空脬②。

虚按风旗，力绵软怯③。散同柳絮，荡荡④风飘。

芤脉中空，葫芦腰束。沉脉重取，肉下麃麃⑤。

弦似张弓，劲而条直。实团湿面，形软不消。

伏着骨间，其脉始现。牢行筋底，如础石牢。

革脉中空，硬如按鼓。短不及位，三部分标。

迟脉一息，只来三至。微如丝缕，羹面肥脆⑥。

缓脉阿阿⑦，平调四至。涩如以指，摩摸纱绡。

结脉慢来，时有一止。弱同水底，手握沙漂。

濡似水中，指撩棉絮。数脉呼吸，六至骄骄⑧。

长脉过指，出于位外。细同丝线，软直形么⑨。

滑似手捏，湿瓜子溜。促脉来急，止歇挠挠⑩。

动如转豆，无来无往。代脉中止，定数神憔。

【提要】

此段文字以生动形象的语言对二十八种脉象做了描述。

【注释】

①迢：远，此处指缓长。

②脬：膀胱。

③怯：虚，不结实。

④荡荡：广远的样子。

⑤麃麃：麃音 biāo，颜师古注"麃麃，盛也"。

⑥膔：音 lù，俗称肠子。

⑦阿阿：缓长从容之象。

⑧骄骄：骄纵疾盛之象。

⑨形么：形体细小，么同幺，小之意。

⑩挠挠：躁动之象。

【译文】

浮脉轻取即得，如在水中按压漂木一般。洪脉应指如海浪涌来，来的时候盛大，去的时候缓长。紧脉好似上车时手里牵拉的急转的绳索。大脉满布于指下，浑浑然就好像中空的皮囊。虚脉如同触按随风飘扬的旗帜，脉搏绵软无力。散脉如同风中飘荡的柳絮散乱广远。芤脉的脉体中空，好似葫芦腰身被束缚。沉脉重按沉取方能切得，在肌肉下方，脉搏盛壮有力。弦脉如同拉开的弓弦，脉搏紧绷有力，而脉体直长。实脉好似糅合湿的面泥，形体虽柔软，却按之不减。伏脉需要重按至骨才能切得。牢脉的切按部位在筋下，如同柱子底下的石墩

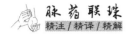

般坚固牢靠。革脉的脉体中间虚空,应指板硬如按鼓皮。短脉的脉体短于正常尺度,需重新确定寸关尺三部的位置。迟脉于医者一呼一吸之间只有三至。微脉形如蚕丝细线,按之如粥面在肥肠中滑动。缓脉脉来缓长从容,和平条畅,一呼一吸脉搏四至。涩脉应指的感觉如同用指尖摸触薄薄的纱绢。结脉的脉率缓慢,搏动的过程中时而有止歇。弱脉切按好似手在水底部想要握住漂动的细沙。濡脉切按仿佛手指在水中撩动绵软的丝絮。数脉一呼一吸之间脉搏六至,脉来之形骄纵疾盛。长脉的脉体较长,三指摆放长度超过正常脉位。细脉的脉形如一条丝线,脉体柔软、端直而细小。滑脉应指的感觉好似用手抓捏湿湿的瓜子般滑溜。促脉来势急迫,时有止歇,给人一种躁动之象。动脉的脉搏如同豆粒的转动,体察不到脉的往来。代脉在脉搏过程中虽也时有止歇,但时间间隔固定,其脉体现出衰败之象。

【解析】

"心中了了,指下难明",此话用来形容中医脉诊确实合情合理。从此段文字来看,中医对脉象的描述突出的特点是生动、形象、具体,它的表达方式是比喻。这种描述方式、方法使得人们在对脉象的理解上只能体会和想象,而对脉象的掌握则需要长期的切诊经验。所以,现在临床上,除了一些年老的医生重视脉诊的诊断价值之外,年轻的医生多弃之不用,即便采用脉诊,也不过是走走形式,应付了事,并不认为诊脉有多大的临床价值。因此,脉诊推行之难由此可见,对此现状我们需要正确认识和处理。第一,针对中医对脉象的描述特点,我们需要认真研究，准确揭示其内涵实质，使学习者对脉象的认识从"感"到"知"。比如滑脉，它的内涵实质是脉率快，脉搏流利。这就比手抓捏湿瓜子的感觉容易掌握。第二，脉象的存在是有临床价值的。脉搏是客观存在的现象，不同的疾病状态下脉搏肯定有自身的特点，换句话说，脉搏与疾病之间有密切关联，而脉象是人脑对脉搏这一客观事实的主观反映，脉象和疾病也应该存在密切关联，因此，诊脉具有重要的临床诊断意义。第三，切脉的功夫不是一朝一夕就可练成的，它需要长期的实践和体会。对初学诊脉者来说，需要一个有诊脉经验的老师带教，如此才能学有所得。当然，也许很多人迫切要求将脉象进行客观化标准化，因为在脉象的诊察判断上确实存在很多主观色彩，这导致我们很难按照一个统一的标准和尺度去处理诊脉所得的信息，这方面的科学研究还任重道远。但就眼前来讲，脉诊以经验的形式传承也是很有必要的，起码它能够解决许多临床问题。第四，切脉当从五个方面入手辨识，即脉力、脉体、脉率、脉位、脉感。具体来说，辨识脉力指脉搏力度如何，有力为实，无力为虚；辨识脉体指脉的形体大小，大为邪实，小为正虚；辨识脉率指脉搏快慢，快为热，慢为寒；辨识脉位指三部脉的长短，长为气治，短为气衰；辨识脉感指医者指下的感觉，它通常很难清楚描述，只能意会。总的说来，对于初学诊脉者，必须多临证多体悟，方可提高诊脉技术。

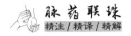

六、十二经本脉体象诀

【原文】

肾脉沉濡，无疾①滑溜。肝弦沉软，条畅悠悠②。心脉大散，以应③火象。脾沉缓软，阴土④宜柔。肺短金形，浮同芝盖⑤。命门胞络，相火沉钩。膀胱圆滑，本来无病。胆依肝短，阳脉不浮。小肠曲曲⑥，人迎同候⑦。胃空缓软，勿认为芤。大肠气口，平滑开滞。三焦司气，三部同求⑧。

【提要】

此段文字论述了常人十二经本脉的脉象。

【注释】

①疾：急速。

②悠悠：悠然畅达之象。

③应：对待，对应。

④阴土：就五行来说，脾胃都属土，就阴阳而言，脾为阴，胃为阳，所以，脾为阴土，胃为阳土。

⑤芝盖：指伞盖或车盖，芝形如盖，故名。

⑥曲曲：不直。

⑦候：征候，情况。

⑧求：探寻。

【译文】

对常人来说，肾脉脉象为沉濡，不急速并有滑溜之感。肝脉脉象沉软，脉搏条达，悠然顺畅。心脉脉象散大，这与心在五行中属火是相对应的，好似炎上升腾之状。脾脉脉象沉缓而软，理由是脾在五行中属土，与胃属阳土相对而言，脾为阴土，故具有柔和的特性。肺脉短浮，因为肺在五行中属金，肺在人体又如同伞盖一般。命门、心包络之脉皆为沉而带钩之象，其中寄生相火。膀胱脉象圆滑，医者不要认为这是病脉。胆依附于肝，脉象略短而不浮，多见阳脉。小肠脉象不直，人迎脉象与它表现一样。胃脉脉象中空而软缓，不要认为这是芤脉。大肠脉和气口脉是平滑流畅的脉象。三焦主司一身气化，要同时考察寸关尺三部，才能切得其脉象。

【解析】

何为本脉，这个问题应该澄清。本者，木之根也。这是对"本"字的解释，说明本的意思是树木的根部，所以我们通常把根本放在一起来说。中医里讲，治病当求其本，实际上就是人们常说的抓住病根。我们在这里所提到的"本脉"一词，原意就是根本的脉象。为什么这样说？从此段文字的论述来看，每一经的本脉之所以是那个样子，主要依据有二。其一是经脉所配属五脏与五行的对应关系，比如，肾在五行属水，水性润下，所以肾脉沉濡，不急速并有滑溜之感。肝在五行属木，木曰曲直，所以肝脉沉软，脉搏条达，悠然顺畅。心在五行属火，火性炎上，心脉散大，好似炎上升腾之状。脾在五行属土，与胃属阳土相对而言，脾为阴土，所以脾脉沉缓软，而柔和。肺在五行属金，金曰从革，肺在人体又如同伞盖一般，所以肺脉短浮。其二，确定本脉的依据是各腑的功能特点。比如命门、心包络都处于下焦，所以其脉皆为沉，因为其中寄生相火，故脉有带钩之象。对于胃、大小肠、膀胱及胆而言，此五腑在器形上皆为中空，在功能上皆以通为用，所以，其本脉就应该表现出这样的特点。膀胱的脉象圆滑，胆的脉象略短而不浮，小肠脉象曲曲，胃脉脉象中空而软缓，大肠脉平滑流畅。

关于三焦，历代医家说法很多，有人把三焦解释为一个具体的脏器，见于《难经》所述，有人把三焦解释为上、中、下三个部位划分，见于吴鞠通的三焦辨证，还有人认为三焦是遍布全身的网状的通道，这似乎与金元医家刘完素的玄府之说有些相同。三焦究竟为何物？借助实验无法得知。笔者认为，一个概念的出现总是有它的缘由的，对一个概念的不同解释或者不同时期给予不同的含义，这都基于理论解说的必要。但是，在本段文字里的三焦又是何意呢？最后一句"三焦司气，三部同求"透漏出什么信息？试想，如果这里的三焦是指一个具体的脏器，所候部位在右手尺部，那么在此部位就应该能切出它的本脉，然而，文中明确指出要"三部同求"，换句话说，仅仅依靠右手尺部，并不能诊察出三焦的本脉，因此，把三焦解释为一个具有特定功能的脏器在此处不合理。既然三焦本脉需要寸关尺三部参合诊察才能确定，那么三焦的功能就与维持和调节人体的整个生命活动有关。其实，关于其中缘由，文中作者亦有交代，前半句"三焦司气"的意思就是三焦掌管、主持人体一身之气。

七、兼脉有主宾邻会诀

【原文】

兼①脉之要，须识主宾，浮沉迟数，四主认真②。所兼之脉，甚者是宾，合时为会，相似为邻。比如浮迟，浮主迟宾，大邻毛会，风冷当分③。浮数之脉，浮主数宾，洪邻钩会，风热宜清④，比若沉数，沉主数宾，动邻石会，积热宜明⑤。又如沉迟，沉主迟宾，伏邻结会，寒积可征⑥，比若⑦迟浮，迟主浮宾，涩邻缓会，秋夏调停⑧。又如迟沉，迟主沉宾，牢邻伏会，冬季休惊⑨，比如数浮，数主浮宾，虚邻散会，长夏相应，又若数沉，数主沉宾，促邻滑会，内热蒸蒸。他脉兼病，于此推寻，千变万化，不出五行。笔何堪尽，学者留心，脉有四要，又有四因，主宾邻会，积⑩古未明，吾作此诀，补阙前人。

【提要】

此段文字论述了兼夹脉象的辨识方法和临床意义。

【注释】

①兼：同时涉及或同时具有几个事物。
②认真：辨认清楚。真，清楚。
③分：发散。

④清：去掉。

⑤明：清楚，明白。

⑥征：证验，证明。

⑦比若：比如。

⑧调停：调养将息。

⑨休惊：不要惊扰。

⑩积：长时间积累。

【译文】

　　同时涉及或同时具有多种脉象的诊脉要点，需要辨识主脉与宾脉，浮、沉、迟、数，这四种主要脉象需要辨认清楚。在所兼夹的脉象之中，以表现最明显的为宾脉，以符合时节的为会脉，与主脉相似的为邻脉。比如浮迟脉，浮为主脉、迟为宾脉，大为邻脉，毛为会脉，此脉象提示风冷致病，当发散解表。又如浮数脉，浮为主脉、数为宾脉，洪为邻脉，钩为会脉，这个脉象表明病证属风热，宜清疏风热；再如沉数脉，沉为主脉，数为宾脉，动为邻脉，石为会脉，这种脉象清楚地说明体内有积热。又如沉迟脉，沉为主脉，迟为宾脉，伏为邻脉，结为会脉，这种脉象足以证明了寒积的存在；比如迟浮脉，迟为主脉，浮为宾脉，涩脉为邻脉，缓脉为会脉，出现这种脉象的患者在夏秋季节需要调养将息。又如迟沉脉，迟为主脉，沉为宾脉，牢为邻脉，伏为会脉，出现这种脉象的患者在冬季就不要扰乱他的神气了；又比如数浮脉，数为主脉，浮为宾脉，虚为邻脉，散为会脉，这种脉象与长夏时节是相应的；又如数沉脉，数为主脉，沉为宾脉，促为邻脉，滑为会脉，这种脉象说明患者体内积热很甚。其他脉象兼夹的临床意义，也可以通过这样的办法来推求，纵使脉象兼夹情况千变万化，总离不开五行法则。脉象兼夹实际情况很复杂，难以用笔完全写出来，学习诊脉的人要多加留心，抓住四大主要脉象和主、宾、邻、会四大因素，这些内容长久以来不为人知，因此我创作出这一口诀，来补充前人未详备的阐述。

【解析】

脉诊时单一脉象较少见，多为几种脉象如"浮数""沉迟""沉细弦""沉细迟涩"等混合并见。对于多种脉象兼夹出现，如何进行诊脉的问题，文中做了论述。总的说来，可以分为四个方面。第一，从诸多脉象中，选出浮、沉、迟、数四脉作为总纲，根据它就能从兼夹脉象中确定出主脉。浮、沉、迟、数四脉所反映的是病位的表里、病性的寒热，明确了病位和病性，疾病的诊断就基本明了。这也就是作者以此四脉为总纲的原因。第二，要在主脉兼夹的脉象之中，找出表现最明显的脉象，即宾脉。脉象最明显，说明它反映的病变最突出，与主脉的关系最密切。因此，确定了宾脉，就能更好地参合主脉来说明临床意义。第三，考察脉象与时令节气是否相一致，这也是判断机体的生命状态与时令节气的顺逆关系。就疾病而言，如果脉象与时令节气一致，说明时节对疾病有利，反之，如果脉象和时节不一致，说明时节对疾病不利。符合时节的脉象称之为会脉，医者所切得的脉象需要与它比照。第四，注意相似脉象的鉴别，谨防脉象误诊。这需要把与主脉相似的脉象进行认真比较，切脉时细心体会辨识。与主脉相似的脉象称为邻脉。总的来讲，对于这些同时兼见的脉象，除了按照以上要

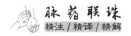

求辨别之外，还必须结合其他临床诊察资料，才能对病证的表里、寒热、虚实，以及病势的盛衰做出正确判断。

八、明手足十二经同归三部脉理歌

【原文】

寸关尺脉辨阴阳，足部奚^①常在此乡，手足六经同部看，须明天地大文章。云从地起天为雨，日映云霞散彩光，识得阴阳惟是气，气中求气要端详^②。寸关尺是谁司气，肺本如天包大荒^③，总理^④奇经十五络，一身强弱尽堪^⑤量。其间机变凭神会，不在拘拘部位当，初学不从脉位说，更无阶迳^⑥可升堂。《内经》七诊谁能达，头上胸前足两旁，手上寸中并^⑦合谷，此为脉要莫遗忘。不通大道凭歌诀，无用^⑧与之论短长。

【提要】

此段文字主要阐述寸口诊脉的道理。

【注释】

①奚：怎么，为什么。

②端详：仔细地看。

③大荒：空旷阔大的野外，此处指苍茫大地。

④总理：全面主持管理。

⑤堪：能够，可以。

⑥阶迳：途径。

⑦併：同"并"。

⑧无用：不需要。

【译文】

通过寸、关、尺三部的脉象可以分辨疾病的阴阳，足部经脉的情况为何通常也能从寸口得知呢，原来手足六经的状况都可以通过三部脉象诊察，这其中的大道理需要弄明白啊。地气上升而为云，天气下降而为雨，太阳出来映射在云霞之上，散发出彩色的光芒，辨识阴阳唯有通过气来判断，若要深入分别还需要仔细地看。寸、关、尺三部究竟是谁主宰气化？是肺脏，它像天一样包裹着大地，全面主持管理奇经八脉与十五络脉，身体是强是弱都可以从这里得知。实际的变化出入需要凭借医者心领神会，不要拘泥于诊脉部位，但是初学诊脉的人不从脉位入手，没有其他的途径能够升入脉学殿堂。《黄帝内经》七诊所指脉象与哪些部位有关呢？头上、胸前、足两旁、手上、寸中和合谷穴，这些都是诊脉的重要部位，不要遗忘了。如果有人只是按照歌诀诊脉，却不懂得诊脉的大道理，不需要和这样的人谈论什么了。

【解析】

关于《黄帝内经》提到的七诊，它是一种诊法术语，指脉象而言，七诊对应七种脉象。《素问·三部九候论》中说："察九候，独陷小者病，独大者病，独疾者病，独迟者病，独热者病，独寒者病，独陷下者病"，又说"七诊虽见，九候皆从者不死""一候之中见七脉之一者，均为病脉"。诊脉之法，是中国古人创造的一种独特诊断方法和技术，它曾为解决人类的疾苦立下汗马功劳，但是也给今时之人对中医的认识产生诸多迷惑。诊脉是一种"司外揣内"以断知疾病的方法，这也是中医诊治疾病的基本方法。《黄帝内经》一书视脉诊为中医诊病的法宝。《素问·五脏生成论》中曰："能合脉色，可以万全"，《素问·移精变气论》言："治之要极，无失色脉，用之不惑，治之大则"。寸口脉诊法是由《难经》在简化遍身诊脉法的基础上提出来的，后来，晋代太医令王叔和将这种诊脉法确定下来，于是，它成了目前临床最常用的脉诊方法。《素问·经脉别论》有"气口成寸，以决死生"之说，《难经》开篇便提出"独取寸口以决五脏六腑死生吉凶"，可见，寸口脉诊法在中医诊断方面的重要地位。当前随着现代化诊断设备的不断出现，脉诊的研究与应用越来越淡化，把脉诊病的临床意义越来越被忽略，这不能不引起中医同道的反思。关于寸口脉诊的道理何在，中医理论本身给出了充分说明。早在《内经》里就明确指出寸口能反映虚实。如《灵枢·小针解》说："所谓虚则实之者，气口虚而当补之也。满则泄之者，气口盛而当泻之也"，再如《灵枢·经脉》言："经脉者常不可见也，其虚实也以气口知之"。这里的气口即寸口脉。通过诊脉还能明辨阴阳。《难经》提出"脉有阴阳之法""呼出心与肺，吸入肾与肝，呼吸之间，脾也，其脉在中。浮者阳也，沉者阴也，故曰阴阳也"。《素问·阴阳应象大论》中言："察色按脉，先别阴阳"，即是通过寸口脉诊法，能了解人体阴阳的盛衰，说明脉诊在中医诊断里具有重要价值。《灵枢·五阅五使》中曰："脉出于气口，色见于明堂。"说明诊脉必先明察气口。为何作为

"手太阴之本"的气口（寸口）可全面反映脉的情况？《难经》给予了很好的回答："寸口者，脉之大会，手太阴之脉动也。人一吸脉行三寸……脉行五十度，周于身……五十度复会于手太阴。寸口者，五脏六腑之所终始，故法取于寸口也。"《素问·经脉别论》也有论述："食气入胃，浊气归心，淫精于脉，脉气流经，经气归于肺，肺朝百脉……气归于权衡。权衡以平，气口成寸，以决死生。"因此，通过寸口可以诊察脾胃所化生的营卫之气，进而知晓十二经脉之脉气盛衰及流行情况。脉象的表现纷繁复杂，多种多样，但是对于诊脉的初学者，总有"变通之妙，存乎一心"的感觉，因此，对脉诊的掌握绝非容易的事情，它需要长时间的联系和体会，当然，初学者往往需要一位或几位好的带教老师。唐代大医孙思邈指出"夫脉者，医之大业也，既不深究其道，何以为医者哉"之论，明代儒医徐春甫也感叹"脉为医之关键，医不察脉，则无以别证，证不别，则无以措治，医惟明脉，则诚良医"，因此，学诊脉非一日之功，只有不断摸索，不断体会，才能将中医诊脉法正确合理地运用到临床中。

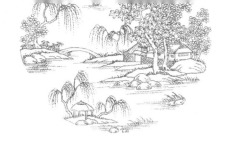

第二章　发明常脉、病脉、变脉、奇经脉、贵脉、贱脉、真脏脉、贼脉总诀

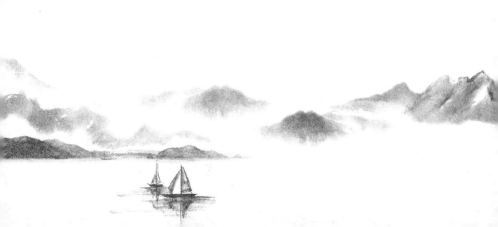

一、常　脉

【原文】

常人本①脉，不可不识②，形脉相和③，无疴定必④。长人部疏，矮人短接；肥人沉取，瘦人浮得。躁性无缓，宽性无急；白人气弱，黑人血热。三部九候，四季应节⑤，春弦⑥夏钩⑦，秋毛⑧冬石⑨。脉应其时，又合形色，往来和缓，是乃无疾。

【提要】

此段文字论述了正常的脉象。

【注释】

①本：根本。

②识：认得，知道，辨别。

③和：相应。

④必：一定，肯定，定然。

⑤应节：相应的节气。

⑥春弦：春季切得人的脉象如弦，端直而长。

⑦夏钩：夏季切得人的脉象如钩，洪大盛长。

⑧秋毛：秋季切得人的脉象如毛，轻虚以浮。

⑨冬石：冬季切得人的脉象为石，重按方得。

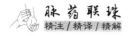

【译文】

正常人的根本脉象，作为医者不能不辨识，患者外在的形体和医生诊察的脉象如果相应，这肯定是健康无病的表现。高个子的人脉体较长，其寸、关、尺三部之间较稀疏，而矮个子的人脉体较短，其寸、关、尺三部之间较紧密；身形肥胖之人，切脉要沉取方得，而身形瘦削之人，切脉浮取即可。生性急躁之人，一定不会出现柔缓的脉象，而生性平和之人，一定不会出现急促的脉象；肤白之人多气少，体黑之人多血热，这些都是医者需要明了的。此外，诊得的脉象还需与四季气候相应，一般来讲，春季的脉象如弦，端直而长，夏季的脉象如钩，洪大盛长，秋季的脉象如毛，轻虚以浮，冬季之脉如石，重按才可切到。总的说来，脉象既与气候时节相对应，又与患者的形体颜色相一致，脉搏来去和缓从容，这就是正常无病的脉象。

【解析】

从此段文字的描述来看，用来评判正常人的脉象标准或尺度并不是唯一的，而是因时、因人而异的。换句话说，同样的脉象对于一个人来说是正常的，对于另一个人就可能是病态的。那么，究竟什么是正常脉象？笔者认为，正常脉象反映的是人体生命活动存在的合理状态。这个合理状态与生命体的体质有关，与季节时令有关。不同体质的个体，生命活动的存在状态是不一样的，但是，不同的生命活动状态与体质是相符合的，这是一个正常脉象的判定标准。另外，对不同的季节时令来说，同一个体的生命活动状态也是有别的，它也要与季节时令相应一致。这是正常脉象判定的另一标准。总的说来，正常的脉象应该反映出人体的生命活动状态与形体相一致，与它所处的自然环境相一致。

至于四季节气相应的脉象"春弦夏钩，秋毛冬石"，此处自《素问·玉机真藏论》。书中对春脉如弦的解释为"春脉者肝也，东方木也，万物之所以始生也。故其气来，软弱轻虚而滑，端直以长，故曰弦"。对夏脉如钩的解释为"夏脉者心也，南方火也，万物之所以盛长也，故其气来盛去衰，故曰钩"。明代张景岳注："钩者，举指来盛，去势似衰。盖脉盛于外而去则无力，阳之盛也，心脏主之。"对秋脉的描述，书中并没有直接言"秋脉如毛"，而是用"秋脉如浮"来表述，如"秋脉者肺也，西方金也，万物之所以收成也，故其气来，轻虚以浮，来急去散，故曰浮"。接着言秋季病脉，秋脉"其气来，毛而中央坚，两傍虚，此谓太过，病在外；其气来，毛而微，此谓不及，病在中"。唐代王冰注："其脉来，轻虚以浮，故曰毛"。明代张景岳注："秋脉毛者，肺西方金也，万物之所终，草木华叶，皆秋而落，其枝独在，若毫毛也，故其脉之来，轻虚以浮，故曰毛"。关于冬脉如石，《素问·玉机真藏论》中以"冬脉如营"来表述，书中说："冬脉肾也，北方水也，万物之所以合藏也，故其气来沉以搏，故曰营。"这实际上是说冬季相应的正常脉象是沉脉。春弦夏钩，秋毛冬石，说明人体生命活动与时令气候是相符一致的。所以，明代医家李时珍在《四言举要》书中说："春弦夏洪，秋毛冬石，四季和暖，是谓平脉。"

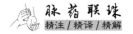

二、病　脉

【原文】

既知其常，须明变易①。前后②大小，阴亏阳实③；阳弱阴强，沉寸浮尺；人迎盛④表，气口壅⑤食；去来缓滑，内外分析。不及太过，概⑥为病设。

【提要】

此段文字论述了病脉的脉象。

【注释】

①变易：变换。

②前后：指脉搏的来去。

③阴亏阳实：亏，即虚，与实相对而言，实为阳，虚为阴。

④盛：强烈。

⑤壅：堵塞不通。

⑥概：一律。

【译文】

既然已经知晓正常的生理脉象，还须明白变化的疾病脉象。根据脉搏往来，脉体大小，可以判断疾病的阴阳虚实；倘若疾病是阳气虚弱而阴气强盛，那么其寸部当见沉脉，尺部当见浮脉；如果人迎脉盛大可以判断为表证，寸口脉堵塞不通可以判断为食积；脉象来去或缓或滑，其诊断意义都需依据疾病的内外表现来辨析。大凡表现出不及或者太过的脉象，一律都是疾病状态。

【解析】

诊脉为何能知人体的疾病？笔者认为这个问题与中国的文化有关。在中国古人看来，自然界万事万物都是由气构成的，如《庄子》就提出"通天下一气尔"，其实运动变化的，并且有节有度有序，换句话说，气是有规律运动的，正是如此，所以自然界四季更迭，万象更新。人体也是一小天地，人体自然也是由气构成的，气在人体的运动也存在规律性。如果气的运行失序失节失度，那么人体的生命活动就紊乱，人就会得病。人体的经脉运行气血，气推动血行，并维持血液固守常道，如果人体气机紊乱，那么经脉气血就会逆乱。所以，通过诊察经脉能了解人体气血的状态，这是诊脉的理论依据。

关于"独取寸口"的意义，《难经》中有明确描述，它认为"寸口者脉之大会"，为十二经脉经气汇聚之处，因此可以根据它决断五脏六腑的生死吉凶。笔者认为，寸口为手太阴肺经所过之处，因此，诊脉独取寸口与手太阴肺密切相关。我们知道，维持人体生命活动的物质主要是气血，血为气之母，气为血之帅，如果人体气血充盈并且运行正常，那么经脉条畅，人不得病，反之，如果气血衰少、运行失常，经脉不调，各脏腑功能紊乱，疾病由生。中医里讲，肺主一身之气，朝会百脉，意在说明人体气血的正常运行是由肺主导的，所以通过诊查手太阴肺经的气血运行状态就能推知人体的生命活动

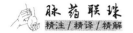

状态。

三、变　脉

【原文】

变脉之病，伤寒①瘟疫②，脉症互异，阴阳变别③，阴症似④阳，阳症阴脉，诊治方法，载明经集。医者遇此，形症断决⑤，粗心误人，医家之责⑥。

【提要】

此段文字论述了变脉的脉象。

【注释】

①伤寒：伤寒有广义和狭义，广义伤寒指一切外感热病的统称，狭义伤寒指外感风寒邪气所致的外感热病。此处指狭义伤寒。

②瘟疫：瘟的本义为疫，中医指急性流行性传染热病。

③变别：变，指改变，变化。别，指区分，不同。

④似：如同，相类似。

⑤断决：判断，决定。

⑥责：过失。

【译文】

出现变脉的疾病，譬如伤寒、瘟疫，这些疾病的脉象和症状都各自不同，阴阳互相变易，本属阴证却一派阳证的表现，明明属于阳证却有着阴证的脉象，这些疾病的诊察和治疗的方法，已明确记载于医经之中，医者若是遇到此类疾病，务必要结合患者的外在表现与临床症状来判断，若是粗心便会害人，这是医者的过失啊。

【解析】

传统中医认为，治病必须求病本。什么是病之本？为什么要求病之本？如何求病之本？我想通过前面介绍的华老的临证实践中，我们可以有所体会和认识。什么是本？本者，木之根也。《难经》中古人以根乱则叶枯为比喻，说明了这个道理。树叶长得好不好，可以反映出树根的功能是否正常，如果树叶出现枯萎的迹象，要想挽救就得从树根上着手。对于疾病来讲，所谓病本就是老百姓常说的病根。那么什么是本呢？我们知道，疾病发生都会伴随着出现一系列的症状、体征，这些症状体征是疾病呈现于外的现象，他提示出人体生命活动出现了异常，正处于不健康的状态。然而，究竟是什么因素通过什么机制促使疾病发生呢？我们需要解答清楚这个问题，因为这个问题不解决，我们就不知道该怎么去治疗疾病。所以，中医首先要通过四诊收集疾病信息，然后借助中医理论知识认真分析处理这些信息，最后得出一个结论，即证候类型，这就是中医讲的辨证。所以辨证的过程也就是求本的过程。这个证候类型辨得是否准确直接影响到治疗的效果。所以，准确辨证对于临床正确治疗意义重大。在中医临床上，切脉历来具有重要的诊断价值，但是常常被人忽略。当然，也有一些人把脉诊说得很神奇、很玄妙，甚至认为仅仅通过诊脉就能辨证。这些认识和

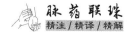

做法虽然都有各自的理由，但是却极其荒谬可笑。中医强调四诊参合的原因就是要求全面客观地收集疾病信息，只有尽可能做到这一点，才能保证在正确的分析下能辨出相对可靠的证候类型，换句话说，才能最大可能性地抓住疾病的根本。所以，临床上单纯依据脉象并不能为辨证提供什么，只有脉症参合才有助于辨证。前面说到，辨证就是分析处理信息的过程，哪些信息需要留取，哪些信息需要舍弃，这里需要一个尺度，即是否能反映疾病本质。临床上，当脉象或症候与疾病本质不一致时，我们不论舍症从脉，还是舍脉从症，都需要遵循这个尺度。

四、奇经脉

【原文】

又有奇经，诊于八佾①。直上直下，督脉浮得，冲脉之来，中央坚实。任脉紧细，透寸长急。寸左右弹②，阳跷可决③。尺左右弹，阴跷认的④。关左右弹，带脉病出⑤。尺外斜上，阴维路适⑥。尺内斜上，阳维络越⑦。为病用药，联珠有诀。

【提要】

此段文字论述了奇经的脉象。

【注释】

①八佾：佾，音yì，行列。八佾，古代天子用的一种乐舞，排列成

行，纵横都是八人，共六十四人。此处借指八种脉象诊察大法。

②弹：用手指敲打拨弄。

③决：分辨。

④认的：的，助词。认的意思是确认。

⑤出：显露。

⑥适：到，往。

⑦越：经过。

【译文】

又有奇经八脉的脉象，可用以下八种方法诊得。督脉的脉象浮取即得，脉搏直上直下。冲脉的脉象表现为，脉搏来的时候中取坚实有力。任脉的脉象紧细，脉体较长，直透过寸部，且脉搏急促。医者手指在寸部左右敲打拨弄，可以分辨阳跻脉。若是在尺部左右敲打拨弄，可以确认阴跻脉。若是关部左右敲打拨弄，带脉的病象就可以显露出来。尺部之外斜上方是阴维脉经过之处。尺部以内斜上方是阳维脉经过之处。关于这些经脉疾病的用药治疗，《脉药联珠》这本书有相应的歌诀陈述。

【解析】

奇经八脉理论是中国古人的在医学探索研究上的一个创新，他弥补了十二正经理论的不足，无论对于中医学术理论的发展，还是对于临床技术的进步来讲，都具有重要意义。人体的生命活动很复杂，因此疾病也是复杂的。中国古人在长期的医学实践中深深体验到了这种复杂性，并试图解决复杂的疾病问题。基于这样的目的，人们通常会采取两种方式去实现。一

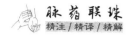

种是在偶然获得的治疗经验基础上，进一步探讨经验背后的理论认识；一种是通过既有的理论提出新认识，然后在实践中去检验它。奇经八脉理论的产生可能和这两种研究方式都有关系。我们可以推测，当人们面临一些复杂疾病问题，用十二正经理论不能解决之时，或者当人们获得了治疗疾病的有效经验，用现有的十二正经理论不能解释之时，他们一定会去修改现有的理论认识，从而提出新的认识，这就是奇经八脉理论。关于此段文字提到的奇经八脉诊脉法，笔者认为这与作者个人的临床经验和体悟密切相关，但是，它究竟能否被医界人士普遍认同，这还需要结合临床进行深入研究，从而找出疾病现象与脉诊结果之间的必然关联。但是，从另一个角度来看，奇经八脉诊脉理论的提出，充分体现了中国古人在医学诊断研究中所具有的科学精神。一个理论在不断完善过程中，除了依赖于实践发展，同时也依赖于认识的进步，在主观和客观相互作用中，两者最终达成一种平衡和统一。不仅中医理论如此，所有理论的发生、发展都必须经历这样一个过程，尽管它很漫长很艰难，人类必将披荆斩棘，勇往直前，这就是人类探索自然奥秘的科学精神。

五、贵贱脉

【原文】

贵脉贱脉，禀①气所及②。纯阴纯阳，宜③充气血，和缓轻

清，富贵中觅④，寒贱下流，脉神总⑤劣⑥，昏粗重浊，往来滞
怯⑦，神旺神衰，贵贱有别。

【提要】

此段文字论述了贵脉、贱脉的脉象。

【注释】

①禀：给予，赋予。

②及：至，达到。

③宜：合适。

④觅：寻找。

⑤总：常常，一直。

⑥劣：不好。

⑦怯：畏惧。

【译文】

是富贵脉还是贫贱脉，这是由人先天禀受的气不同所致
的。阴阳纯和，气血充盈有度，脉象调和、不急不躁、从容、
流畅，这样的脉象通常在富贵的人群容易见到。贫寒位卑的下
层人群，其脉象的神气常常不好，表现为浑浊粗重，脉搏不
强盛而涩滞。依据脉神的旺盛或衰弱，我们就能够判别脉的
贵贱。

【解析】

关于贵贱脉的问题，文中作者并非从价值角度来论说，而
是从脉象的趋同性与人群特殊性的关系来讲的。这是一个很有

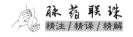

实用意义的论题。我们知道，对于整个人群来说，不管贫贱还是富贵，脉的本身并无价值高低差别，但是，不同个体的脉象是有差别的，原因是个体的体质有差异，气血多寡以及气血运行的状态不同，所以脉象表现就存在差异。但是，这些个体之间也存在这共同性或相似性，在脉象表现上就存在趋同性。比如，富贵之人由于生活条件比较优越，志闲而少思，体质通常比较强盛，气血充盈而运行条畅，因此，脉象调和、不急不躁、从容、流畅。这是此类人群脉象的共性特点。贫贱之人生活条件差，过劳而多思，体质自然就不如富贵人，表现为虚弱，气血匮乏而运行不流畅，因此"脉神总劣，昏粗重浊，往来滞怯"，这是贫贱人群脉象的趋同性。

对不同体质人群的脉象特点进行研究，这是一个很有意义的课题。在中医治未病的领域，我们需要制定适合个体的调养方案，这除了依据个体的体征和症状做出的体质诊断外，我们还可以参合脉诊的结果。

六、真脏脉

【原文】

至于真脏，不可不识。肝绝之脉，循刀切切①。心绝之脉，转豆②躁疾。脾绝雀啄，屋漏下滴。覆盆流水，肠胃气歇③。肺脉吹毛，釜沸波溢④。肾脉之败，解索弹⑤石。胆脉之绝，麻子⑥一粒。虾游鱼翔，命门火灭。膀胱脉尽，如泉涌出。

【提要】

此段文字论述了真脏脉的脉象。

【注释】

①切切：如循刀刃之切手之状。

②转豆：转动的豆粒。

③歇：停止。

④溢：器皿里液体满而流出。

⑤弹：弹打。

⑥麻子：芝麻。

【译文】

至于真脏脉，作为医生不能不辨识。肝气衰绝的脉象，就好像手指循着锋利的刀刃。心气衰绝的脉象，就好像转动的豆粒，急躁快速。脾气衰竭的脉象，就好像雀鸟啄木头的感觉，又好似破漏的屋顶雨水滴沥而下。肠胃气衰绝的脉象，好像倾覆的盆中水流不止的感觉。肺气衰绝的脉象，好似风吹动浮毛，又如同热锅中烧开的水翻滚溢出。肾气衰败的脉象，如同紧束的绳索突然解开，脉的搏动仿佛弹打石头一般。胆气衰绝的脉象，指下的感觉如同切按一粒芝麻。如果切得脉象好像鱼虾在水中自由游动，这预示着命门之火已经衰亡。膀胱气衰绝的脉象，就像山泉不断喷涌而出。

【解析】

真脏脉是在疾病危重期出现的无胃、无神、无根的脉象。

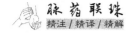

它是病邪深重，元气衰竭，胃气已败的征象，故又称"败脉""绝脉""死脉""怪脉"。《素问·玉机真藏论》记载："真藏脉见，乃予之期日……诸真藏脉见者，皆死不治也。"所谓无胃的脉象是指无冲和之意，应指坚搏为主要特征的脉象。比如脉来弦急，如循刀刃称偃刀脉；脉来短小而坚搏，如转豆脉；或急促而坚硬，如弹石称弹石脉等。临床提示邪盛正衰，胃气不能相从，心、肝、肾等脏气独现，是病情危重的征兆之一。所谓无神之脉象，以脉律无序，脉形散乱为主要特征。如脉在筋肉间连连数急，三五不调，止而复作，如雀啄食状，称雀啄脉；如屋漏残滴，良久一滴者，称屋漏脉；脉来乍疏乍密，如解乱绳状，称解索脉。无神之脉象主要由脾（胃）、肾阳气衰败所致，提示神气涣散，生命即将告终。所谓无根脉象，以虚大无根或微弱不应指为主要特征。比如脉象浮数至极，至数不清，如釜中沸水，浮泛无根，称釜沸脉，为三阳热极，阴液枯竭之候；脉在皮肤，头定而尾摇，似有似无，如鱼在水中游动，称鱼翔脉；脉在皮肤，如虾游水，时而跃然而去，须臾又来，伴有急促躁动之象，称虾游脉。均为三阴寒极，亡阳于外，虚阳浮越的征象。真脏脉是五脏真气败露的脉象。五脏的病发展到严重阶段时，由于该脏精气衰竭，胃气将绝，而各显现出特别的脉象，但均没有"胃、神、根"的脉气，尤其没有从容和缓之象。其中，肝的真脏脉弦硬劲急，脉体的紧张度很高，切按下去像触刀刃般绷紧；心的真脏脉坚硬而搏手；肺的真脏脉是大而空虚；肾的真脏脉是搏手若转索欲断或如以指弹石般的坚实；脾的真脏脉是软弱无力，快慢不匀（《素问·玉机真脏论》）。真脏脉的出现对诊断某些慢性病的预后具有一定临床意义，但由于中西医对脏腑的概念有所不同，临证分析时，不宜生搬硬套。

真脏脉描述的是人体脏腑之气衰绝的脉象。因此，它预示疾病进入了危重的阶段。在中国古代，受限于当时的研究条件，人们不可能发明现在临床见到的精密仪器和先进诊断方法，以此来判断危重疾病。因此，除了观察患者的证候表现外，诊脉成为一个重要的手段。从文中对真脏脉的内容描述如此细致生动来看，若非经过临床认真观察总结研究，很难得出这样的认识。尽管在对脉象的描述上，采用的是比喻形式，描述的是切脉的感觉，没能揭示出脉象的实质内涵，故在实际过程中很难掌握运用。但是，我们现如今有了先进的科研方法、手段，我们完全可以把各种真脏脉的科学内涵揭示出来，这样的话，我们就可以更好地对它进行运用。

七、贼 脉

【原文】

又有贼①脉，反②时非吉，季月③脉弦，秋洪春涩，夏沉冬缓，俱见贼克④，更⑤无胃气，其人死即⑥。参详⑦神气，断⑧之以日。

【提要】

此段文字论述了贼脉的脉象。

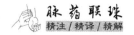

【注释】

①贼：毁灭，伤害。

②反：违背。

③季月：春夏秋冬四季的最后一月，即农历三、六、九、十二月。

④克：克伐。

⑤更：再，又。

⑥即：立刻。

⑦参详：参，根据材料进行考察。详，细致周详地审议。

⑧断：决定，判断。

【译文】

又有贼脉，它反映出机体遭受毁灭性的损害，它的脉象违背了与季节时令相一致的大法则，注定是不祥的征兆。比如一年四季之中，每个季节的最后一个月，脉象都表现为弦脉，或者秋季出现洪脉、春季出现涩脉、夏季出现沉脉、冬季出现缓脉，这都是相互克伐损害的表现，倘若再加上没有胃气，人就离死亡之期不远了。为医者需要认真考察，细致周详地审议患者脉象的神气，如此方能判断其存活的时日。

【解析】

贼脉是作者提出的又一个描述危重疾病的脉象，与真脏脉一样，它也可以预示危重病的预后。两处文字对照来看，当机体遭受严重损害，处于危重状态之时，不仅表现为真脏之气衰竭外露，同时还可表现为机体生命活动状态与外在环境的协调平衡关系打破。从脉象显露情况来看，前者表现为无神、无胃、无根的脉象，后者则表现为脉象和季节时令的相克伐。比如，一年四季中，每季度的最后一个月属脾土所主，如果脾气衰败，肝木就会克伐脾土，故表现出弦脉。此外，就每一季节来说，正常情况下，由于机体的生命活动状态必须适用外界环境，因此每一季节都应该出现与之相应的脉象，此为顺。但是，如果机体生命活动状态不能适用外界环境，秋季出现洪脉、春季出现涩脉、夏季出现沉脉、冬季出现缓脉，这对于机体是十分不利的。如果此人的胃气尚存，还有生存的希望，如果其胃气衰败，那么它就离死亡之期不远了。因此，中医根据脉诊结果能判断疾病的预后，此并非虚妄之言。

八、治学要求

【原文】

为学之要^①，四诊勿失^②，神圣工巧^③，望闻问切，穷^④志研^⑤心，以修仁术，其道精微^⑥，理难尽笔^⑦。

【提要】

此段文字表达了作者对学医者的要求。

【注释】

①要：要领。
②失：丢掉，失去。

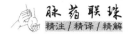

③神圣工巧：望而知之为之神、闻而知之为之圣、问而知之谓之工、切脉而知之谓之巧。

④穷：达到极点。

⑤研：仔细探求。

⑥精微：精巧微妙。

⑦尽笔：全部写出来。

【译文】

学好中医的要领，在于不要丢失了望闻问切四种诊查方法。通过望诊就能得知病情，可以称为神，通过闻诊得知病情，可以称为圣，通过问诊得知病情可以称为工，通过切诊得知病情可以称为巧。学医的人要坚定志向，用心仔细探求，以此来修习医术，方能有所成就。医学之道精深微妙，我很难全部写出来。

【解析】

关于神圣工巧的含义，有两种说法。一种认为它是中医对望、闻、问、切四种诊查方法的另一种称谓。如《难经》言："望而知之谓之'神'，闻而知之谓之'圣'，问而知之谓之'工'，切脉而知之谓之'巧'。"在《醒世恒言·李道人独步云门》中也说："你等疑我不曾看脉，就要下药。不知医道中，本以望闻问切目为神圣工巧，可见看脉是医家第四等，不是上等。"另一种认为，用药物治愈患者者谓之神圣，用针刺治愈患者者谓之工巧。如《素问·至真要大论》中言："余欲令要道必行，桴鼓相应，犹拔刺雪污，工巧神圣，可得闻乎？"唐代医家王冰注解说："针曰工巧，药曰神圣。"

在文中，作者明确提出"为学之要，四诊勿失"，这是很有见地的。中医讲治病求本，实质上就是要求医生要抓住病根。那么怎么样去抓病根呢？这就是中医诊断所要解决的问题。诊断包括两部分内容，一是诊察疾病信息，一是判断病证。前者是要了解患者有哪些不舒服的表现，后者是要理解什么会出现这些表现。中医诊查信息的方法有望闻问切，望诊的内容包括神态、形体、面色、舌象。闻诊的内容包括闻气味、听声音。问诊的内容包括病史、发病经过、治疗经过以及家族史、过敏史。切诊的内容包括脉象、局部切按。这四种方法从不同的方面收集疾病信息，目的是为了全面了解疾病，从而为下一步判断病证提供足够的证据支持。如果我们诊察疾病信息的过程中没能做到全面，那么在辨证的时候就很可能出现误诊和漏诊。因此，在临床诊断之时，我们提倡四诊合参。这就是为什么本书作者虽然着重论述脉诊，但是最后以四诊勿失作为总结语。

关于学习中医的态度和方法，作者提出了两点：一是学医的人要坚定志向，二是学医要用心仔细探求。作为医生，面临的对象是人，挽救的是生命，没有好的医术，何以体现"医乃仁术"。因此，学医者需要有坚定不移的志向，排除学习万难，刻苦钻研医道，一心只为治病救人，此外，医道精深，还需多多用心才是。

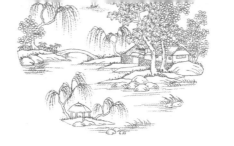

第三章 痧脉症治要诀

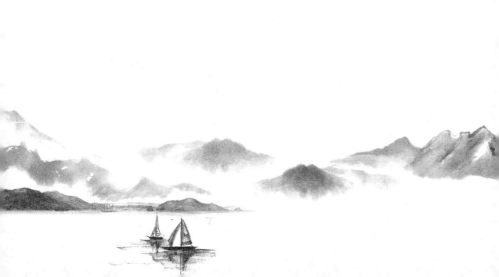

一、痧胀的病因、病机及发病

【原文】

痧胀一症，民病最急，稽①考古书，俱未详悉②。细揣《灵》《素》，《难经》《甲乙》③，比较痧证，邪风乃即④。诸治论中，次第⑤言及，触不正气，病名关格。何以然⑥之？《内经》论说，风行于地，尘埃蔽日，荡水扬波，淤沙混溢，岚瘴毒雾，污秽扰结，曰风曰气，曰痧称质，浑浊搅乱，营卫否塞⑦，所以各痧，与风分别。脾胃薄者，受病最易，邪中皮毛，肌肤筋脉，疾如风雨，伤脏重极，或由外感，或入口鼻，或触即发，或伏变⑧。

【提要】

此段文字论述痧胀的病因、病机、感邪途径和发病特点。

【注释】

①稽考：查考。

②悉：全面、透彻地表达。

③《甲乙》：指《针灸甲乙经》。

④即：靠近，接触。

⑤次第：按顺序排列。

⑥然：这样。

⑦否塞：天地不交，闭塞不通。《后汉书·周举传》："阴阳闭隔，

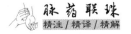

则二气否塞。"

⑧伏变：伏，邪气潜伏。变，发生变化。

【译文】

痧胀这种病症，是诸多疾病中发病最急的一种，查考古代相关医籍，对此病都没有详细、全面、透彻地表达。我仔细揣度《灵枢》《素问》《难经》《针灸甲乙经》四本著作，将痧证的论述进行比较，发现都与感触邪风有关。各种诊治的论述中，都依次谈到了感触天地之间的不正之气，故病名又叫作关格。为什么认为是这样呢？依照《黄帝内经》中的论说，邪风行于地面，卷起的尘土遮蔽了太阳，激荡的水面泛起波浪，淤积的泥沙混浊满溢，山间不洁的气体和有毒的雾气，这些污秽之物混杂在一起。或者称为风，或者叫作气，或者命名为痧，这都是根据其病因性质来称呼的，因为表现出气机浑浊扰乱、营卫痞塞不通的特点，故各痧证与一般的外感风病不一样。对于中焦脾胃虚弱的人，最容易感受邪气发生这种疾病。邪气入体皮毛而入，再浸淫至肌肤、筋脉，其发病迅烈如疾风暴雨，伤至脏腑便是疾病到了严重阶段；邪气或者由皮毛感触，或者从口鼻侵入，机体感触邪气后，有的立刻发病，有的会在体内潜伏继而发生变化。

【解析】

关于痧证的病因，文中提出有两个方面，一是感触四时不正之气，多数医家称之为风邪。这里，需要指出的是，中医里面所讲的风邪，并非指自然界的风，感触风邪不能理解为被风吹了，我们所说的感触风邪，是根据疾病的症候表现特点来说的。风邪的致病特点有：病位偏上，多见头面；善行而数变；风性动摇。痧证发病迅烈如疾风暴雨，变化迅速，其症候表现是符合风邪致病特点的。另一方面的病因是脾胃虚弱。《内经》里面讲"两虚相得，乃客其形"，所以脾胃虚弱是痧证发生的内在条件。痧证的病机关键在于气机扰乱、营卫痞塞。患者感触邪气的途径有皮毛和口鼻两种，其发病特点有感而即发和伏而后发。

二、痧胀感而即发的脉症

【原文】

即①发之状，呕恶气逆，绞肠霍乱②，冷麻闷嗌③，钻心锁喉，噤口痕④膈，抱头缠腰，落弓⑤挛厥⑥，暗痧扑鹅⑦，诸多名列，眩晕颠仆，乌痧胀⑧卒，中恶怪症，皆痧所迫，清浊不分，经络隔隔⑨，脉不应症，唇青面白，其脉变易，或伏或革，或大或细，或促代结，部位错乱，至数沸歇，神愦舌强，难施药力，治之不速，命悬顷刻。

【提要】

此段文字论述了痧胀即发的证候表现、脉象特点。

【注释】

①即：立刻，马上。

②霍乱：手舞足蹈，挥霍缭乱。

③嗌：咽喉痛。

④痕：古同"胀"。

⑤落弓：指落弓痧，《痧胀玉衡·落弓痧》曰："倏忽昏迷不醒，或痰喘不已，眼目上吊，形如小儿落弓之症。"

⑥挛厥：指软瘫、肌肉挛缩。

⑦扑鹅：指扑鹅痧，《痧胀玉衡·扑鹅痧》曰："痰涎壅盛，气急发喘，喉声如锯，痛似喉鹅，但喉鹅喉内肿胀，此则无之。"

⑧乌痧胀：病名。干霍乱之俗称。《医学心悟·伤暑》曰："谓干霍乱证，世俗名搅肠痧、乌痧胀。"

⑨隘隔：隘，狭窄。隔，阻挡。

【译文】

此病立刻发作的临床表现有恶心呕吐、肠腹绞痛、手舞足蹈、挥霍缭乱、上吐下泻、肢体发冷、麻木、胸闷不舒、咽喉肿痛、心中坠痛、咽喉发紧、闭口不言、膈脘胀满、头面部或腰部出现红色皮疹，或倏忽昏迷不醒，或痰喘不已，眼目上吊，四肢肌肉挛急厥冷，或痰涎壅盛，气急发喘，喉声如锯，痛似喉鹅等，诸多病症临床都可以见到。此外，还有头晕目眩、昏昏欲倒，此属干霍乱，难逃一死。其中焦气机阻遏、变象丛生都是痧邪内迫，导致清浊不分，经络阻隔不通，故脉象与证候不相符合，病者可见嘴唇泛青、面色发白，脉象多变，或沉伏于里，或轻浮于表，或庞大无伦，或细微至甚，或出现促脉、代脉、结脉，寸关尺三部脉错乱，脉至数促急，中有歇止，病者出现神志昏聩、舌体僵硬，此时难以采用药物进行治疗，如果不立即处理，性命就有危险了。

【解析】

痧证的临床表现，通常以中焦脾胃的症状为主，原因是邪气导致中焦清浊相干、气机升降紊乱。在临床上，当医生发现患者的脉象与症状不相符合的时候，一定要格外注意，此时患者的病情已经进入凶险危重的阶段，不可不细心认真地审查病情，立即采取措施进行治疗，否则性命堪忧。现代临床上，我们对于危重患者病情的判断通常依赖于仪器设备、实验室检查之类，往往因为这些我们会耽误患者的救治时间。如果我们能把"脉象与症状不相符"作为判断标准，需要说明，这是依据经验确定的，那么，结合现代的研究成果，或许我们可以为救治痧证危重阶段的患者争取更多的宝贵时间。

三、痧胀的诊治大法

【原文】

刮提刺放，是①为要诀。验痧之法，指甲及舌，四弯青筋，甲尖黄白，舌下紫筋，重者变黑。刮疏腠理，皮毛邪脱。胸腹膺乳，阳明痧截②；少阳经痧，刮腋两胁；太阳痧症，刮腰背脊。风池风府，膏肓后肋，头项周提，三阳并揭③。邪缠④经络，非刺不出，臂膊腿弯，青筋认的⑤，手足指端，刺痧要穴，扎住入针，放去恶血，营卫疏通，脏腑邪释⑥，然后调将⑦，死生关节⑧。

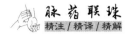

【提要】

此段文字论述了痧胀的诊治大法。

【注释】

①是：这个。

②截：阻拦。

③揭：使显露去除。

④缠：纠缠。

⑤认的：确认。的，助词。

⑥释：使分开，使散开。

⑦调将：调护保养。将，保养。

⑧关节：起关键性作用的环节。

【译文】

　　刮、提、刺、放，是治疗这种病的要领。验痧的方法在于，察看指甲、舌头、两手臂弯处和两腿后弯处的青筋，患者的指甲尖常常呈现黄白色，舌下络脉多是紫胀的，更严重的会变成黑色。通过实施刮法，可以疏通腠理，使皮毛的邪气被驱除。在胸腹部实施刮法，能驱除阳明经的痧邪，少阳经的痧邪则需要在两腋下和胁部实施刮法才能驱除，太阳经的痧邪需要刮腰背和脊柱部才能驱除。接下来，在风池穴、风府穴、膏肓穴以及后肋处、头部颈项周围等部位实施提法，可以使三阳经的邪气祛除。邪气纠缠在经络，唯有实施刺法才能让它散去，在患者的手臂和腿弯部青筋暴露的地方，以及手指、脚趾前端，这都是刺痧的要穴，用线扎住，然后将针刺入这些部位，放出坏血，这样营卫之气得以疏通，使入侵脏腑的邪气得以散去，然后再调护保养，这是决定人生死的起关键性作用的环节。

【解析】

中医的放血疗法的最早文字记载见于《黄帝内经》，如"刺络者，刺小络之血脉也""菀陈则除之，出恶血也"，其中明确地提出刺络放血可以治疗癫狂、头痛、暴喑、热喘、衄血等病证。相传扁鹊在百会穴放血治愈虢太子"尸厥"，华佗用针刺放血治疗曹操的"头风症"。唐宋时期，本疗法已成为中医治疗大法之一。《新唐书》记载：唐代御医用头顶放血法，治愈了唐高宗的"头眩不能视症"。宋代已将该法编入针灸歌诀"玉龙赋"。金元时期，张子和在《儒门事亲》中的针灸医案，几乎全是针刺放血取效，并认为针刺放血，攻邪最捷。衍至明清，放血治病已甚为流行，针具发展也很快，三棱针已分为粗、细两种，更适合临床应用，现在的一次性点刺针更适合临床应用，成为百姓大众的自我治疗方式。杨继洲《针灸大成》较详细地记载了针刺放血的病案；叶天士用本疗法治愈喉科疾病；赵学敏和吴尚先收集了许多放血疗法编入《串雅外编》《理瀹骈文》中。西方早期也有放血疗法，其理论基础是源自古希腊的医圣希波克拉底和伽林，他们认为人的生命依赖四种体液，血、黏液、黑胆汁和黄胆汁，这四种体液对应空气、水、土和火。古希腊人认为血在四种体液中是占主导地位的，伽林大夫认为血是人体产生的，经常"过剩"，古西医于是就放血。伽林还把人体皮下的动静脉血管和身体各个内脏器

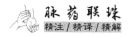

官联系起来，所谓"相表里"，得不同的病，就在"相表里"的血管上开口子放血，例如，放右臂静脉的血治疗肝病，放左臂静脉的血治疗脾脏的病。

四、痧胀感而不发的脉症

【原文】

感不发者，本元不怯①，隐伏②膜原③，变成瘟疫④，形劳正亏，邪发脉急，不浮不沉，舌胎白色，病能缠染⑤，恶气化迹⑥，有《瘟疫论》，吴又可集，治法次第，伤寒变式，独出心裁，前人未及，补阙⑦开蒙，医门之杰，论未及痧，是其所缺。《痧胀玉衡》，郭右陶⑧辑，宣明痧症，辩论确的，敷演⑨变症，亦至数十，治法不离，仲景法则，虽不引经，颇⑩有见识。

【提要】

此段文字论述了痧胀感而不发的脉症表现。

【注释】

①怯：浅薄。
②伏：潜伏。
③膜原：为内外交界之地，乃一身之半表半里，居于卫表肌腠之内，五脏六腑之外的膜及膜所围成的空样结构。它既是外邪侵入体内的必由途径，又是体内邪气排出体外的必经通路。膜原具有屏障气血，保护内部脏器，抵御外邪深入的功能。

④瘟疫：具有强烈致病性、流行性和传染性的外感热病。

⑤缠染：缠，病程长。染，传染。

⑥化迹：变化的迹象。

⑦补阙：补充缺失部分。阙，同缺。

⑧郭右陶：清代医学家。字右陶。樵李（今浙江嘉兴）人。有鉴于痧胀等疾疫流行，而疗法不多，乃推原小儿痧疹之理，采集古人之方，撰《痧胀玉衡》三卷。

⑨敷演：敷，摆开，铺开。演，推理阐述。

⑩颇：很，非常。

【译文】

感触了邪气却不立即发病，是因为机体正气不虚弱，邪气隐藏潜伏在膜原这个位置，发展变化成为瘟疫。当形体因为过度劳累，正气不足的时候，邪气便会引发疾病，表现为脉象急促、脉位不浮不沉、舌苔白，这种病的特点是病程长，传染性强，且邪气有传变的迹象。《瘟疫论》这本书，是吴又可所著的，对此病治法依次进行了论述，他对伤寒论外感治法的变通独出心裁，是之前的学者达不到的。他补充了旧医理的缺漏，以新说启发世人的功绩，足以成为医界的杰出人物，然而未论述痧胀之病，这是他的缺失。《痧胀玉衡》这本书是郭右陶撰辑而成的，他明确论述了痧症的临床表现及辨证论治，推理阐述了各种变症，达数十种之多，其治法都不离张仲景制定的法则，虽然没有引用经典，但非常有见地。

【解析】

"膜原"一词最早出现在《黄帝内经》中。在《素问·疟

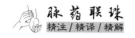

论》中讲，疟"其间日发者，由邪气内薄于五脏，横连募原也。"王冰注解"膜原"：谓膈募之原系。后世医家对"膜原"这一特殊部位也很重视，对其研究较多，论述多有发挥，并提出各自观点。清代医家何秀山在为俞根初《通俗伤寒论》所做的按语中讲：《黄帝内经》言邪气内薄五脏，横连膜原。膜者横膈之膜，原者空隙之处，外通肌腠，内近胃腑，即三焦之关键，为内外交界之地，实一身之半表半里也。凡外邪每由膜原入内，内邪每由膜原达外。清代医家周学海在《读医随笔》一书中，以《黄帝内经》有关"膜原"论述为基础，汇通了西医学思想，把"膜原"定义为人体内的夹缝之处的间隙，膜原范围极广。清代医家薛生白则根据湿热阻遏膜原的病理特征，提出"膜原为阳明之半表半里"之说。他在《湿热病篇》中说：膜原者，外通肌肉，内近胃腑，即三焦之门户，实一身之半表半里也。鉴于以上论述，广义的膜原泛指伏邪在体内潜伏的部位。狭义的膜原，为内外交界之地，乃一身之半表半里，居于卫表肌腠之内，五脏六腑之外的膜及膜所围成的空样结构。它既是外邪入侵人体内的必由途径，又是体内邪气排出体外的必经通路。若正气衰弱，外邪每由膜原入内，进而侵及内部脏腑；若正气恢复，正气鼓邪外出，内邪每经膜原透达于外。膜原又为三焦之关键和门户，为手少阳所主，其与三焦气机的输布运行密切相关。膜原是邪气易于潜伏结聚的部位，邪气如停著于膜原，会导致营气不能与卫气相行。膜原分布范围甚广，因此邪气淫溢散漫，侵淫范围容易扩大，从而使病情加重。

五、痧胀的治疗和用药

【原文】

大凡痧症，触臭秽得，扰乱清阳，浊阴秘①郁，湿火司②化，更多是③疾。气分血分，认明端的④，气分提刮，血分刺泄。更察脏腑，有无宿食，宜消忌补，宜损忌益，宜疏忌敛，宜凉忌热，治痧之要，一言可毕⑤。有痧不去，徒⑥施药剂；不信痧者，被害不一；医家不慎，难辞咎责。东南地卑，气温多湿，更食鱼盐，人患中热。湿生污秽，风行不洁，其气浑浊，称痧名切⑦，人触提刮，古治砭石。西北土厚，风高清沏。人嗜酸寒，肌肉固密，邪风侵发，必至筋脉，宜用针刺，提刮不出，痧症刮放，痛苦顿⑧灭。用药调理，大忌辛热，误用乌附，如砒之烈，七孔流红，尸变青赤，医经未载，《洗冤录》⑨述。百病之始，皆痧壅塞，刮放后药，庶⑩全医术，痧后用药，另详歌诀。

【提要】

此段文字概说痧胀的因、机、症、治，以及用药宜忌。

【注释】

①秘：堵塞。

②司：主持，掌管。

③是：这个。

④端的：原因，起因。

⑤毕：结束，完成。

⑥徒：白白地。

⑦切：符合。

⑧顿：立刻，马上。

⑨《洗冤录》：我国古代法医学著作。南宋宋慈著，刊于宋淳祐七年（1247），也是世界上现存第一部系统的法医学专著。

⑩庶：或许。

【译文】

痧证这种病，大多是接触了臭秽之气所导致的，邪气扰乱了清轻的阳气，秽浊的阴气堵塞郁滞，湿火主令的时节，更多发生这种疾病。病在气分还是在血分，需要认真分析起因，气分之病宜提刮之法，血分之病宜刺泄之法。再诊察患者的脏腑有无宿食积滞，适宜消导而切忌补益，适宜疏利而切忌收敛，适宜寒凉而切忌温热，这是治疗痧证的要诀，一句话就可以概括了。倘若见到有痧邪而不驱除，用方药治疗只是徒劳无功；不相信有痧邪致病的，患者遭受医者误治甚多；如果因为不慎重导致失治误治，医生是难以推卸责任的。东南地区地势低平，气候温暖多湿，人民常食鱼盐之物，当地人容易患中焦脾胃的热证。潮湿的环境容易滋生污秽，加之风吹动不洁之物，气流中就充满了浑浊的邪气，因此称所发生的疾病为痧证是很合适的。对于此病的治疗，人们多用提刮之法，这是从古人制作砭石发展来的。西北之地土层高厚，风行位高，其气清冽刚激，当地人嗜食酸味寒冷之物，因此，体质壮实，腠理紧密，风邪侵犯人体必然会深至筋骨，此时适宜用针刺之法治疗，提刮之法不能使邪气驱除。痧邪一旦被提拔释放出来，患者的痛苦立刻消失。用药调理切忌用大辛大热的药物，误用乌头、附子一类药物，就像食用了砒霜一样发病猛烈，患者会七窍流血、死后尸体会变得青红，这些现象在医学经典著作中没有记载，但是在《洗冤集录》中有论述。很多疾病开始发生时都是痧邪壅滞堵塞于体内，先提刮放血再施以药物，这或许是合理的中医治疗，关于刮痧后用药的方法，于其他歌诀中有详细论述。

【解析】

痧胀，即痧证，一种中医病名，又有痧气、痧秽、瘴气等称呼。"痧"包含两方面的含义，广义上讲，它指"痧"疹征象，即痧象。痧疹的形态外貌，即皮肤小现红点如粟，它以指循皮肤，稍有阻碍的疹点。清代邵新甫在评《临证指南医案》时说："痧者，疹之通称，有头粒如粟。"它是许多疾病在发展变化过程中，反映在体表的一种共性表现。它不是一种独立的病，在许多疾病中都可以出现，是许多疾病的共同证候，统称为"痧证"，故有"百病皆可发痧"之说。从狭义来讲，痧证是特指一种疾病。痧证所包括的范围很广，现存中医古籍中，有关痧证的记载涉及内、外、妇、儿等多种疾病。《绘图痧惊合璧》一书就介结了40多种痧证，加上附属的共计100多种。根据其所描述的症状分析，"角弓反张痧"类似现代医学的破伤风；"坠肠痧"类似腹股沟斜疝；"产后痧"似指产后发热；"膨胀痧"类似腹水；"盘肠痧"类似肠梗阻；"头疯痧"

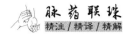

类似偏头痛；"缩脚痧疹"类似急性阑尾炎等。此外，民间还有所谓寒痧、热痧、暑痧、风痧、暗痧、闷痧、白毛痧、冲脑痧、吊脚痧、青筋痧等，名目繁多。

痧证的发生与风、湿、火之气感触人体有关，同时它还与人的脾胃强弱有关。天有八风之邪，地有湿热之气，人有饥饱劳逸。夏秋之际，风、湿、热三气盛，人若劳逸失度，则外邪侵袭肌肤，阳气不得宣通透泄，而常发痧证。一年四季都有发生痧证的可能，但以夏秋季为多见。在痧证的病因方面，需要重点指出的是，此病的病因与自然气候环境的失常有密切关系。依照《黄帝内经》中所说，邪风行于地面，卷起的尘土遮蔽了太阳，激荡的水面泛起波浪，淤积的泥沙混浊满溢，以及山间不洁的气体和有毒的雾气，这些污秽之物混杂在一起，称为风，或命名为痧。这些污浊之气弥散到空气中，使人感触而发病。其感邪的途径可以是从皮毛而受，也可以从口鼻而入。发病比较急，有的感触邪气后马上发病，有的感邪后当时不发病，潜伏一段时间后发病。其病机主要是中焦清浊相干，气机痞塞，升降紊乱。

根据病情轻重，其临床表现可分为一般表现与急重表现：①一般表现：多为头昏脑涨，心烦郁闷，全身酸胀，倦怠无力，胸腹灼热。四肢麻木，甚则厥冷如冰。邪入气分则作肿作胀；入血分则为蓄为瘀；遇食积痰火，结聚而不散，则脘腹痞满，甚则恶心、呕吐。②急重表现：起即心胸憋闷烦躁，胸腔大痛，或吐或泻，或欲吐不吐、欲泻不泻，甚则猝然眩晕昏倒，面唇青白，口噤不语，昏厥如尸，手足厥冷，或头额冷汗如珠，或全身无汗，青筋外露，针放无血，痧点时现时隐，唇舌青黑。关于痧胀的证候表现和治疗，很多文献中都有详细记载。《痧胀玉衡》中描述其证候为："先吐泻，后心腹绞痛；或先心腹绞痛而后吐泻，胸膈作胀，头目不清，遍身肿胀，四肢不举，舌强不语。"《痧症要略》言："痧胀者，气之闭也，火之逆也……治痧者，必先开其气，降其火，而后胀可消也。若食阻痧气于上者，则吐之；食结痧气于下者，则导之……故治胀必治气，治气必治血。盖血活痧行，血破痧气走，血败痧气败，而降火亦在其中矣，此治痧之要术也。"

关于痧证的治疗，文中提出刮、提、刺、放四法。验痧的方法在于，察看指甲、舌头、两手臂弯和两腿后弯处的青筋，患者的指甲尖常常呈现黄白色，舌下络脉多是紫胀的，更严重的会变成黑色。另外，还要注意诊察患者的脏腑有无宿食积滞。在具体治法上，适宜消导而切忌补益，适宜疏利而切忌收敛，适宜寒凉而切忌温热，这是治疗痧症是应该注意的。另外，对于痧证的治疗，驱除痧邪是关键。倘若见到有痧邪而不驱除，用方药治疗只是徒劳，不治痧邪，患者遭受误治甚多。对于生活在不同地域的人，因为体质不同，治疗也是有区别的。应该根据患者的临床表现，采用相应的治疗方法。关于痧证的药物治疗，有很多文献记载。《证治准绳》中云，痧证初起，用升麻葛根汤散足阳明邪热，合泻白散清手太阴邪热，其间宜加桔梗、牛蒡、荆芥、连翘等，兼解两经之毒也。尤为至当。次日标形，颧鼻见点多者最吉，以其清阳喜上升也。第二日葛根可去。恶其开肌腠而干津液也。若热甚势重，前汤加白虎、芩、粉之类，断不可少。若服药后而热愈甚者，正毒达之故也，得大汗而毒自解矣。若略见标而不见形者，此为痧毒不

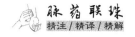

透。后必防疳，宜从养阴治，甘露饮主之，必多服乃效，亦从汗解，乃屡验者。有痧毒痰喘甚者，虽用石膏、黄连，如水淋石。要知是痧毒痰火壅结上焦之故，宜用栝蒌霜、枳壳、花粉、金沸草等清痰清火。如夹气虚者，加人参应；如痰上壅盛者，可用牛黄珍珠散；痧症腹痛者，乃毒郁于阳明故也，宜服升麻石膏黄连之类；如恶毒郁于大肠者，苦梗开之。痧症多泄泻，慎勿止涩。唯用升麻葛根黄连甘草，则泻自止。痧家不忌泄泻，泻则阳明之邪热得解，是亦表里分消之义也。痧后泄泻，及便脓血，皆由热邪内陷故也，大忌止涩，惟宜升散，仍用升麻葛根汤，加黄连、扁豆。若便脓血，则加滑石末必愈。痧证不宜根据症施治，惟当治本。本者，手太阴足阳明两经之邪热也，解其邪热，则诸症自退矣。痧胀病有以胸腹胀痛为主要症状者，多因受寒、湿滞或感受秽浊之邪、山岚不正之气等，侵袭或邪传于肠胃而触发。《症因脉治·腹痛论》曰："痧胀腹痛之症，忽尔胸腹胀痛，手足厥冷，指甲带青，痛不可忍，不吐不泻，或吐或泻，按之痛甚，病名绞肠痧。"治宜祛秽泄毒为大法。十指青冷者，宜刺指出血；欲吐不吐者，以盐汤探吐，并以荆芥、防风、青陈皮、枳实、大黄等药煎服；胁肋刺痛者，刺期门穴，或在患者双侧臂臑部刮痧；腹痛，足转筋抽搦，及少腹痞痛者，宜刺足三里、委中穴；恶寒发热，脉浮大者，选用败毒散等方。关于痧证的用药调理，切忌用大辛大热的药物，误用乌头、附子一类药物，就像食用了砒霜一样，其毒害深重。

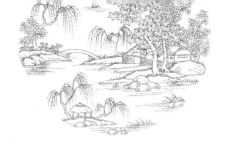

第四章　浮沉迟数四提纲兼脉主病歌

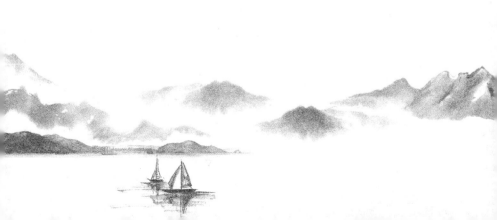

一、浮脉部（无沉牢及伏共计二十五脉）

【原文】

浮脉因①风，表症宜通②，羌活甘草，藁本防风，细辛白芷，苍术川芎，黄芩薄荷，更益③姜葱，临时④斟酌，寒热上中。

【提要】

此段文字论述浮脉的主证、治法和用药。

【注释】

①因：产生结果的原因。
②通：使不堵塞。
③益：增加。
④临时：临证诊治的时候。

【译文】

出现浮脉的原因多是外感风邪，属于表证，治疗应该采用宣通的方法，常用药物有羌活、甘草、藁本、防风、细辛、白芷、苍术、川芎、黄芩、薄荷，再加上生姜、葱白，这些药物如何合理运用，临证的时候要认真考虑疾病性质和部位。

【解析】

文中所列药物，正合张元素的羌活冲和汤去掉地黄加藁

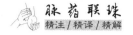

本、薄荷。如果患者出现头痛，身热，脉浮，不迟不数，这是伤风表证。若出现阳明脉大，鼻塞，眉棱骨痛，舌苔白，可在方中加用升麻、葛根；如果出现太阳脉大，腰背板痛，可加桂枝、杏仁；如果出现少阳脉大，两胁痛，太阳穴胀痛，可加入柴胡；巅顶重者，可加天麻。项强者，可加秦艽；上部有痰，可加前胡、胆南星、制半夏、陈皮等化痰之药；恶寒者可加苏叶。用药剂量轻重可根据病情来确定。

【原文】

浮迟之脉，有风①里虚，却②邪活血，归芍吴萸，细辛附子，杏草桂枝，麻黄姜枣，通草加芪。

【提要】

此段文字论述浮迟脉的主证、治法和用药。

【注释】

①风：风邪。
②却：去掉。

【译文】

出现浮迟脉，说明体虚不足的人外感风邪，治疗应该采用祛邪活血的方法，可用药物有当归、芍药、吴茱萸、细辛、附子、杏仁、甘草、桂枝、麻黄、生姜、大枣、通草、黄芪。

【解析】

文中所列药物正合张仲景当归四逆汤、桂枝汤、麻黄附子细辛汤和麻黄附子甘草汤，主治病证皆属于太阴、少阴、厥阴不足之人感受外邪。从脉象来看，脉浮为风，迟为寒，也主湿气少血。如果患者有背痛、头痛、怯寒等症，则邪气已经侵入经络，如果没有前症，出现皮肤不仁，遍身作痒，这是因为邪气客于皮毛，内虚血少，或兼有湿气，以上四方合用，可以调和营卫，疏散表邪，温经活血，使内气充满则外邪自散。若湿气甚，其人目珠必发黄，宜用苍术、防己、茵陈等。如果没有湿邪，当滋养阴血，使血和则虚风自退，这是治疗的根本大法。

【原文】

浮数风热，宜解①宜清②；防风羌独，升葛人参，芍柴甘草，轻散和③阴，石膏竹叶，麦夏香粳，吴萸连合④，引火下行。

【提要】

此段文字论述浮数脉的主证、治法和用药。

【注释】

①解：疏散。

②清：去掉。

③和：调和。

④合：配合。

【译文】

出现浮数脉，说明有外感风热之证，治疗应该采用疏风清热的方法，可用药物有防风、羌活、独活、升麻、葛根、人参、芍药、柴胡、甘草，轻散表邪并调和营阴，用石膏、竹

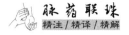

叶、麦冬、半夏、粳米、吴茱萸配合黄连，以引火热下行。

【解析】

文中所列药物正合李东垣升阳散火汤、张仲景竹叶石膏汤以及朱丹溪左金丸。诸方皆可治疗风热上浮之证。若无汗，可以加木贼；身痒，可以加浮萍；眩晕，可以加蔓荆；血虚，可以加生地、丹皮；肝肺热，可以加葳蕤、龙胆草、桑白皮、黄芩；有口疮、咽喉肿痛者，可以加玄参、黄柏、薄荷、银花、栀子、连翘、天花粉。

【原文】

浮滑风痰，宜清宜降①，苏叶白术，天麻治上②，乌药芷沉，青皮参况③，芪草羌防，前胡酌量④，厚朴僵蚕，川芎开畅⑤，薄荷荆芥，蝉蜕轻扬⑥，加减得宜⑦，随时摒挡⑧。

【提要】

此段文字论述浮滑脉的主证、治法和用药。

【注释】

①降：肃降（肺气）。

②上：上焦。

③参况：参考具体表现而随症治之。

④酌量：斟酌决定用量。

⑤开畅：开结畅通。

⑥轻扬：轻清上扬。

⑦得宜：得当。

⑧摒挡：抵挡。

【译文】

浮滑脉主风痰之证，治法宜疏散表邪，降气化痰，药用苏叶、白术、天麻，这三味药主治上焦之证，乌药、白芷、沉香、青皮，这些药需要参考具体临床表现而随症运用，黄芪、甘草、羌活、防风、前胡等药物要酌量添加，厚朴、僵蚕、川芎能开结化痰、畅通气机，薄荷、荆芥、蝉蜕轻清宣扬，加减得当，则能随时抵挡病邪。

【解析】

就脉象来分析，浮为风，滑为痰，又有当风虚实新久之分别。新者，风多而痰少，这是兼夹有寒，宜用温散治法。如果出现背痛，加桂枝；头痛，加细辛；颈项强痛，加秦艽。久者，痰多风少更兼热，宜辛开苦降，如胸满可用橘皮、南星；呕哕可用半夏、陈皮；咽喉痛可用牛蒡子、玄参；头重可用蔓荆子、桔梗；两胁胀满，可用柴胡、枳壳；如果上焦有热，可加用黄芩；或初感风邪在皮毛者，宜加用旋覆花，也可加用麻黄、木贼发表之药物。

【原文】

浮弦肝疾，血少因①风，当归芍药，生地芎劳②，阿胶熟艾，羌活防风，参苓术草，柴半和同③，煎加姜枣，解表调衷④。

【提要】

此段文字阐述浮弦脉的主证、治法和用药。

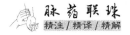

【注释】

①因：产生结果的原因。

②芎劳：川芎。

③和同：和，调和。同，一起。和同指一起发挥调和作用。

④衷：同"中"。

【译文】

浮弦的脉象，说明肝有病变，主感受风邪兼有血虚之证，常用药物有当归、芍药、生地、川芎、阿胶、熟艾叶、羌活、防风、人参、茯苓、白术、甘草，柴胡与半夏一起有调和作用，煎煮药物时加入生姜、大枣，这些药物合在一起，既能解除在表之风邪，又有调和中焦之作用。

【解析】

脉浮为风，脉弦为劳。劳者，多由于强力过汗导致筋血耗伤。肝主藏血，筋血归肝所主，因此，筋血不足表现为肝脏的病变。肝脏本脉应该见沉象，今脉见浮象，说明兼有伤风表证。如果只注重解除在表的风邪，就会加重筋血的亏损，这是极其错误的治疗。如果因为有血虚，一味地补血，而不考虑在表的风邪，也是不对的。正确的治疗方法是养血和解表兼顾，但是，要注意两者的主次偏重，一般来讲，六分血药四分风药，根据病情变化慢慢调整用药，总的原则是先表后里，待在表的风邪解除以后，再着重补血，补血首推四物汤。气血两虚，可用八珍汤、十全大补汤；兼有瘀血，可加入丹参、益母草、红花。此外，根据寒热兼夹情况，可以分别选用温、凉药物，夹热者，可用生地、赤芍、丹皮；夹寒者，可用艾叶、吴茱萸、肉桂、炮姜。

【原文】

浮涩肺盛①，气热少血。病在皮毛，散②宜泻白③，地骨桑皮，甘草粳粒，归地芍栀，黄芩白桔，知母麦冬，五味堪④入，加味同名⑤，止咳嗽急，或兼湿气，分消汤泄⑤，参附归芪，麻黄连柏，半夏升柴，吴萸姜泽，澄茄草蔻，厚朴开郁，更用木香，散膨⑥解结。

【提要】

此段文字阐述浮涩脉的主证、治法和用药。

【注释】

①盛：强烈，程度深。

②散：散剂。

③泻白：泻白散。

④堪：能够，可以。

⑤同名：同样的称呼。

⑤分消汤：指李东垣创制的中满分消汤。

⑥膨：肚子胀的样子。

【译文】

浮涩的脉象，主肺热气盛之证，肺中有热而阴血亏虚。此病在肺，肺合皮毛，宜用泻白散，地骨皮、桑白皮、甘草、粳米、当归、生地、芍药、栀子、黄芩、桔梗、知母、麦冬、五

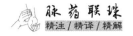

味子，这些药物都可加入方药内，可命名为加味泻白散。如果
患者有咳嗽喘急或兼有痰湿水气，治疗可用李东垣的中满分消
汤，药用人参、附子、当归、黄芪、麻黄、黄连、黄柏、半
夏、升麻、柴胡、吴茱萸、生姜、泽泻、荜澄茄、草豆蔻，用
厚朴可以开通郁滞，再用木香，可以解除肚腹胀满结痛。

【解析】

从脉象来看，浮脉主风，涩脉主寒湿，浮涩脉是肺的本
脉，如果非肺金所主之时见到这样的脉象，说明肺热气盛，可
用方药有钱乙的泻白散，李东垣的五味泻白散、中满分消汤，
罗谦甫的加减泻白。如果为寒湿所致，也可见到浮涩脉象，
则不能用泻白散治疗，推测其症状当见膜胀、大便闭结、四肢
厥逆。应该采用李东垣的中满分消汤。临床上，要分别证候的
寒热，还需要从脉象的迟数来分别，从而决定是采用温热药还
是寒凉药治疗。如果脉象数，说明有热，则以黄连、黄柏为
主，加用生地、白芍以养肝血；如果脉象迟，说明有寒，则以
黄芪、附子、毕澄茄、吴茱萸为主，再加用苍术、白术、人
参、茯苓、青皮、陈皮等以理气化湿。此外，还可以根据突出
症状用药，如果大便闭结较重，可以加用黑丑、大黄、芒硝；
如果咳喘较重，可以加马兜铃、葶苈子；如果肺热较重，兼有
表气郁闭，可用麻黄、杏仁、石膏清里热，兼疏通表气。

【原文】

浮大邪郁^①，或成疮疥^②，疏风败毒，防风荆芥，羌独柴
前，枳桔苓概^③，连翘栀子，薄荷表快^④，外甚阴虚，滋阴药

赖⑤，地芍芎归，草连并派⑥。

【提要】

此段文字阐述浮大脉的主证、治法和用药。

【注释】

①郁：结滞。

②疮疥：疮，皮肤或黏膜溃烂的疾病。疥，一种皮肤病，症状以皮肤瘙痒为主。疮疥指一种传染性皮肤病。

③概：大概，大略。

④表快：解表力强。

⑤赖：依赖。

⑥并派：一起用上。

【译文】

浮大的脉象，主邪气郁结之证，有些传染性皮肤病的患者可见到这样的脉象，治疗应该疏风败毒，常用的药大概有：防风、荆芥、羌活、独活、柴胡、前胡、枳壳、桔梗、茯苓，连翘、栀子、薄荷，薄荷有较强的表散作用，如果表邪比较重，体内又有阴虚，这就需要配合运用熟地、芍药、川芎、当归，以及甘草、黄连。

【解析】

脉浮主表，说明肌表感触邪气；脉大说明阳气盛，阳热盛则容易侵入血分，形成血热之证；气机郁滞，热结成毒，故临床多见传染性皮肤病，症见皮肤或黏膜溃烂，瘙痒难忍，渗水

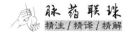

流滋。临床上，脉大见于寸关尺不同部位，治疗用药有差别。如果寸部脉大，患者还可有头痛、目胀、眉棱骨痛，可加入升麻、葛根；如果关部脉大，可加入苍耳子、豨莶草；如果尺部脉大，可加入橘叶、木通。

【原文】

浮缓风湿，祛风燥脾，羌独藁本，防风草宜[①]，川芎防己，二术黄芪，猪茯苓合[②]，泽泻桂枝。

【提要】

此段文字阐述浮缓脉的主证、治法和用药。

【注释】

①宜：适合。
②合：一起运用。

【译文】

浮缓的脉象，主风湿之证，治疗应该祛除风邪、燥湿健脾，常用药物有：羌活、独活、藁本、防风、甘草、川芎、防己、白术、苍术、黄芪、猪苓、茯苓、泽泻、桂枝。

【解析】

脉浮主表，缓为脾之本脉，因此，浮缓脉象主风湿之证，常用于祛除风湿的方药有五苓散、防己黄芪汤、羌活胜湿汤。风湿病证多有疼痛表现，根据疼痛部位不同，可以加用不同药物治疗。如果患者出现头痛、四肢不举，可以加秦艽；如果颈项强痛，可以加葛根；如果肩背疼痛，可以加桑枝、片姜黄；如果上半身痛，可加羌活；如果下半身痛，可加独活；如果骨节痛，可加威灵仙、松节、牛膝；如果腿足肿，可加桑白皮、远志、防己。此外，寒重者，可加川乌、草乌；有痰者，可加南星、鲜竹沥；有热者，可加黄柏、知母；湿气重，可加木瓜、薏苡仁。根据"以藤走络"的原则，可以加用青风藤、海风藤、石楠藤、络石藤、忍冬藤等藤类药物以通经络，对于风湿痹证日久或顽固的病证，可以加入全蝎、蜈蚣、乌梢蛇、地龙等虫类搜络之品。

【原文】

浮洪之脉，阳邪猖獗^①，表里俱病，怯寒身热，麻黄桂枝，杏草并剂，芍药姜枣，先令汗出，口苦唇干，芩连知柏，石膏栀子，淡豉羌活，升葛地黄，龙胆草入，抑阳救阴^②，治之法则。

【提要】

此段文字阐述浮洪脉的主证、治法和用药。

【注释】

① 猖獗：表示行为或动作让人难以接受，亦作"猖蹶"。"猖"是指狗在闹市撒野。"獗"是指狗因癫狂过度而自己昏厥在地。"猖獗"形容狗撒野时间很长，无人能制止，最后靠它自己昏厥而收场。

② 抑阳救阴：抑制阳热，补救营阴。

【译文】

浮洪的脉象，主阳热邪盛之证，表里俱受病，症状可见畏

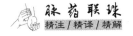

寒、高热，应该先用麻黄、桂枝、杏仁、甘草、芍药、生姜、大枣，让患者发汗；患者症见口苦、口唇干燥，需要用黄芩、黄连、知母、黄柏、石膏、栀子、淡豆豉、羌活、升麻、葛根、地黄、龙胆草。总的治疗法则是抑制阳热的亢盛，同时补救营阴的亏损。

【解析】

脉浮主表，说明外有风寒在表；脉洪主里，说明阳热内盛。风寒外束，邪热充斥，表里气机闭郁，可发为狂躁或痈疽发背之类的疾病，患者通常可见高热，表里气机闭阻，阳气不得宣通，故见畏寒重。治疗应该解表清里。按照先表后里的原则，应当先用麻黄、桂枝之类辛温发汗以解除表邪，开通气机，然后，可用苦寒合甘凉、甘寒之品以泻火滋阴。如果肺热重者，可以重用石膏；如果出现阳明腑实证，患者见腹满、不大便，可加用大黄、芒硝、厚朴、枳实；如果热入心营，患者出现神昏、谵语等神志表现，可以加入水牛角、生地、银花、连翘、天花粉；如果邪热侵入血分，损伤血络，出现耗血动血之象，又须添加凉血活血之品。

【原文】

浮实之脉，内热外风，或①作呕恶，胃气冲冲，表里兼②治，宜散③宜攻④，麻黄薄荷，荆芥防风，连翘栀子，归芍川芎，硝黄芩桔，膏滑石同，熟军⑤甘草，最益⑥姜葱。

【提要】

此段文字阐述浮实脉的主证、治法和用药。

【注释】

①或：也许，可能。

②兼：同时。

③散：发散。

④攻：攻伐。

⑤熟军：熟大黄。

⑥最益：最后增加。益，增加。

【译文】

浮实的脉象，主内有热结、外感风邪之证，患者可能会出现恶心、呕吐等胃气向上冲逆的表现，治疗应该表里同治，既发散解表，又攻里泄热，可用药物有：麻黄、薄荷、荆芥、防风、连翘、栀子、当归、芍药、川芎、芒硝、黄芩、桔梗、石膏、滑石、熟大黄、甘草，在最后煎煮药物时再加上生姜、葱白。

【解析】

脉浮主表，脉实主邪气盛，浮实脉象说明外有表邪，内有结热，且邪正抗争剧烈，患者可见胃气上逆的表现，这是伤寒病太阳和阳明合病，治疗方法为解表清里，常用方药为防风通圣散，在煎服药物时，为了加强药物的发汗作用，加入生姜、葱白，另外，此两味还可以防止方中寒凉药物损伤中阳。临床上，如果患者出现头两侧太阳穴疼、耳鸣、两胁胀满，这是邪入少阳所致，当减去麻黄，加入柴胡、黄芩；如果患者出现胸前闷满，可以加入升麻、葛根。

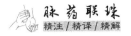

【原文】

浮紧风寒，急①宜温散，桂枝杏仁，麻黄发汗，芍药甘草，防风可赞②，满身疼痛，和③营勿慢，芎归炮姜，加枣和办。

【提要】

此段文字阐述浮紧脉的主证、治法和用药。

【注释】

①急：赶快。

②赞：帮助。

③和：调和。

【译文】

浮紧的脉象，主风寒表证，治疗应该辛温发散解表，用桂枝、杏仁、麻黄以发汗解表，用甘草、芍药、防风来佐助，如果患者见周身疼痛，当尽快调和营阴，常用药有川芎、当归、炮姜、大枣。

【解析】

脉浮为受风，脉紧则身痛，浮紧脉象说明风邪外感，客于皮毛，营卫郁滞，患者可见恶寒较重，或发热，或未发热，头项强痛，身体疼痛。治疗方法为发汗解表，疏通经络。因为是风寒之邪外束，故需要用辛温的药物发汗以解除表邪。患者见遍身疼痛者，或由于营阴不足、不荣而痛；或由于营卫郁滞，抑或寒凝血滞，不通则痛，这需要根据具体病机合理用药。如果是因为风寒之邪外束，营卫郁滞所致，发汗解表后身疼即消。如果是营阴不足所致，可加入当归、白芍以养阴和营。如果痛如针刺，可加入活血通络之品；如果疼痛较剧，甚者有冷感，于养血通络之中加入细辛、附子、炮姜、乌头等温通散寒之品。

【原文】

浮长有热，病在阳明，表里之候①，气口人迎，左长宜表，升麻葛根，芍药甘草，苏叶黄芩，陈皮枳半，羌活前荆，气口应者，连栝生军②，芒硝葶苈，甘遂杏仁。

【提要】

此段文字阐述浮长脉的主证、治法和用药。

【注释】

①候：证候，情况。
②生军：生大黄。

【译文】

浮长的脉象，主热盛之证，病位在阳明经，至于表证还是里证，可通过气口和人迎的脉象表现出来，若是左手人迎脉长，就应该发汗解表，可用药物有：升麻、葛根、芍药、甘草、苏叶、黄芩、陈皮、枳壳、半夏、羌活、前胡、荆芥。如果气口脉长，则应该选用黄连、栝楼、生大黄、芒硝、葶苈子、甘遂、杏仁。

【解析】

脉浮为风，主表，脉长为阳气盛。阳明经为多气多血之经，外邪侵入，邪正剧争，形成表里同病证候，故症见发热、汗出、心烦、口渴、小便赤热、呕逆、脉浮长等在表症状，或可见到胃热壅盛结滞的病象，出现大便闭结不通、腹满硬结、不欲饮食。如果人迎脉盛长，说明病位偏于表，当先解其表，葛根、升麻为阳明经表药，如果气口脉盛长，说明病位偏于里，当用清热泻火、通腑攻下的治法，大黄、芒硝、甘遂、葶苈子、杏仁可用。热邪多易伤阴，因此，需要加入养阴下气之品，如知母、黄柏、生地、当归尾。如果脉大而左寸关盛，应该考虑热邪夹痰浊蒙蔽心包的可能，及时加入天南星、白矾、皂角以治其痰，重者，安宫牛黄丸、至宝丹、紫雪丹可以选用。

【原文】

浮芤主血，或瘀或失，麻黄参芪，芍药草麦，五味桂枝，当归白及，茯苓生地，热加知柏，山药山萸，丹皮可益，肠红①鼻衄②，更加侧柏，或长痈疽，外科另择③。

【提要】

此段文字阐述浮芤脉的主证、治法和用药。

【注释】

①肠红：便血。
②鼻衄：鼻出血。

③另择：另外选择。

【译文】

浮芤的脉象，主血证，或血瘀，或失血，常用药物有：麻黄、人参、黄芪、芍药、甘草、麦冬、五味子、桂枝、当归、白及、茯苓、生地，如果血分有热，可以加用知母、黄柏，山药、山茱萸、丹皮也可以添入，若出现便血、鼻出血，则需要添加侧柏叶，如果长有痈疽，则须另外选择外科治疗。

【解析】

脉浮为风，主表；芤脉主瘀血、失血，因此，浮芤脉象多见于血证。如果浮芤脉象见于寸部，病位在上焦，多见吐血、鼻衄；如果浮芤脉象见于关部，多见便血；如果浮芤脉象见于尺部，多见妇人血崩、尿血。痈疽的形成多为热毒壅滞、气滞血瘀所致，初期可用穿山甲、皂角刺等消肿散结的药物随症加减，同时配合外科治疗，麻黄、桂枝这样的药物不宜使用，临证一定要切记。中期，邪实正虚，正邪相争不解，应该采用和法，扶正兼以驱邪。后期，痈疽破溃之后，邪热外泄，正气亏损，宜补益气阴，如果余邪未尽，又当加入驱邪药物。

【原文】

浮微正亏，血虚阳弱，宜用八珍①，人参白术，茯苓甘草，熟地白芍，芎归芪桂，加减斟酌②。

【提要】

此段文字阐述浮微脉的主证、治法和用药。

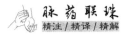

【注释】

①八珍：八珍汤。

②斟酌：认真考虑。

【译文】

出现浮微的脉象，说明正气亏损，具体来说，阴血亏虚，阳气衰弱，适宜用八珍汤调理，可用药物有：人参、白术、茯苓、甘草、熟地、白芍、川芎、当归、黄芪、肉桂，根据具体病情认真考虑，随症加减运用。

【解析】

文中所列药物可组成八珍汤、十全大补汤，功效在于补益气血，主治气血阴阳两虚证。临床上根据患者的实际情况，还需要灵活加减运用。如果兼有血热，可将熟地换成生地，或者生熟二地同用，并加入赤芍、丹皮佐助。如果患者咳嗽有痰，可加入贝母、桑白皮、杏仁，如果见迟脉，这是气血虚生寒之故，可加入附子。如果患者中焦有寒，可加入干姜、丁香、茴香、高良姜、草果、吴茱萸。如果患者见头面汗出，手足心热，可加麦冬、五味子、知母、黄柏。如果患者见口苦、心烦、口舌生疮，可加栀子、丹皮、黄连、肉桂。腰痛酸软者，可以加杜仲、怀牛膝。

【原文】

浮细内伤，气血俱①少，若或②急涩，阴虚精槁③，补气养阴，可将命保④，生熟二地，当归炙草，黄芪人参，麦冬酸枣，柏子茯神，五味加好。

【提要】

此段文字阐述浮细脉的主证、治法和用药。

【注释】

①俱：都。

②或：或者。

③槁：干枯。

④保：保全。

【译文】

浮细的脉象，多见于内伤之证，气血都虚损，如果脉象还兼有急促、涩滞，说明阴精亏虚，治疗应该补气养阴，方能保全性命，可用药物有：生地、熟地、当归、炙甘草、黄芪、人参、麦冬、酸枣仁、柏子仁、茯神、五味子。

【解析】

脉细主气血少，脉浮非表证，而是气血虚、虚阳浮动之缘故。圣愈汤、养心汤都可以治疗此证。如果兼有内热，可以加入赤芍、丹皮、地骨皮、知母、盐黄柏、胡黄连。如果兼有内寒，可以加入附子、补骨脂、肉桂、肉豆蔻、吴茱萸。如果患者咳嗽有痰、脉滑，可以加入贝母、陈皮、鲜竹沥、胆南星。如果咳喘短气，呼多吸少。可加入阿胶、鹿角胶、紫河车、蛤蚧。如果患者见食少、倦怠、便溏，可加入砂仁、太子参、苍术、白术、山药、莲子肉。

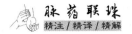

【原文】

浮濡之脉，正弱寒湿，扶脾补气，人参白术，茯苓甘草，黄芪蜜炙，防风扁豆，可止飧泄^①，熟地怀山^②，车前牛膝，泽泻丹皮，附桂可入。

【提要】

此段文字阐述浮濡脉的主证、治法和用药。

【注释】

①飧泄：大便泄泻清稀，并含有不消化的食物残渣。
②怀山：怀山药。

【译文】

浮濡的脉象，主正气虚弱兼有寒湿之证，治疗方法为扶脾补气，可用药物有人参、白术、茯苓、甘草、蜜炙黄芪、防风、扁豆；可以治疗大便泄泻清稀，并含有不消化的食物残渣，熟地、怀山药、车前子、牛膝、泽泻、丹皮、附子、肉桂这些药也可加入。

【解析】

脉浮为风，脉濡主气血不足，浮濡的脉象多见于脾虚寒湿之证，患者可见神疲乏力、倦怠易困、食少、便溏，或完谷不化，或下利清谷，或有腹痛、喜温喜按、四肢不温，面色少华或萎黄，口唇色淡，舌淡苔白水滑。治疗当温阳健脾，补中益气，寒湿重者散寒除湿。可用方药有四君子汤、补中益气汤、参苓白术散、小建中汤。如果寒湿较重，可用理中丸、五苓散、平胃散。如果患者表虚不固，表现出体弱易感，可用玉屏风散、补肺汤。如果肾阳不足，出现腰膝酸冷、下肢厥冷，小便不利，或夜尿多，可用金匮肾气丸。

【原文】

浮弱阳虚，骨疫①体痛，客风冷气，相钻瘛疭②。关前关后，冷热不共③，关前先见，表热虚重，生地熟地，当归杜仲，羌独天麻，元参桂从，萆薢牛膝，风热湿送。关后甚者，肝肾引动，川芎细辛，秦艽湿统④，五味茯神，参芪补供⑤，枣仁丹砂，镇肝定恐，肝平风息，补药治众⑥。

【提要】

此段文字阐述浮弱脉的主证、治法和用药。

【注释】

①疫：疫，同酸。

②瘛疭：瘛，筋脉拘急而缩；疭，筋脉缓纵而伸。瘛疭指肢体手足交替伸缩，抽动不已。

③不共：不相同。共，相同。

④统：总领，管辖。

⑤供：供奉。

⑥众：许多。

【译文】

浮弱的脉象，主阳气亏虚之证，患者症见筋骨酸楚、身体

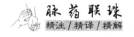

疼痛，多由于外感风寒邪气乘虚而入，侵犯人体筋骨之间，引起筋脉拘急和缓纵失常，出现肢体手足交替伸缩，抽动不已。浮弱的脉象出现在关部前后，所反映出的证候寒热性质是不同的。若脉象先见于关前，说明有表有热，但里虚重，因此需要补益，常用药有生地、熟地、当归、杜仲、羌活、独活、天麻、玄参、桂枝、草薢、牛膝，这些药物能去除风、热、湿邪。若是脉象在关后更明显，说明肝肾受损而虚风引动，用川芎、细辛、秦艽除湿，用五味子、茯神、人参、黄芪来补益正气，再用酸枣仁、丹砂来镇定肝魂、解除恐惧，使肝风得以平息，则补益的药物就可以治疗其他的虚损，发挥好补益的作用。

【解析】

浮脉为风，主表，外感邪气；脉弱，阳气虚，无力鼓动血脉。脉见浮弱，说明本元亏损之人，感受风寒邪气。此病的治疗并不容易，如果按照表里同病的一般原则，先表后里，考虑先去除在表的风寒邪气，用辛温药物来发汗解表，损伤虚阳，损耗阴津，恐发生虚脱之危重证候。如果顾虑正气虚弱为主，仅用大剂补益之药，又会导致表邪留着为患，而犯闭门留寇之错误。鉴于此，对于此病的治疗只能采用攻补兼施，但是必须以扶正为主。此外，在临床上，根据具体脉象的不同，治疗有差别。如果浮弱脉象出现在关前寸部，症见气喘、自汗、肢体酸痛、汗出，此有热象，于补益肝肾之中加入祛风除湿清热的药物。如果浮弱脉象出现在关后尺部，症见腰膝酸冷、肢体冷痛、惊恐失眠、小便不利、大便溏泻，此有寒象，兼有肝风引动，治疗应该补益肝肾，平息肝风，安神定志，兼以祛风散寒除湿。

【原文】

浮虚伤暑，正亦亏怯，人参麦冬，黄芪白术，炙草①陈皮，五味②黄柏，或益③当归，弱人应吃。形体壮者，香薷表泄④，厚朴黄连，扁豆苍术，泽泻猪苓，加草⑤滑石。

【提要】

此段文字阐述浮虚脉的主证、治法和用药。

【注释】

①炙草：炙甘草。

②五味：五味子。

③益：增加。

④表泄：解表宣泄。

⑤草：生甘草。

【译文】

浮虚的脉象，主感伤暑邪，兼正气亏虚之证，药用人参、麦冬、黄芪、白术、炙甘草、陈皮、五味子、黄柏，或再加当归，体质虚弱的人更应该吃这些药。形体强壮之人，则需要用香薷解表宣泄，加上厚朴、黄连、扁豆、苍术、泽泻、猪苓、生甘草、滑石。

【解析】

脉浮主表，脉虚说明正气不足，无力鼓动血脉。浮虚脉象见于伤暑证，说明伤暑之人不仅感受外邪，同时还存在体质虚

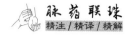

弱，所以治疗时不能一味采用攻邪的治法，但也不能一味补益，以防闭门留寇。正确的治疗方法是以补益正气为主，同时配合祛邪药物。扶助正气可用参、芪、术、草、归之类，驱邪可用黄柏、陈皮、茯苓、扁豆、薏苡仁、木瓜、香薷、佩兰。对于体质壮实之人，伤暑证的治疗方法是完全不同的，其需要以祛邪为主，以香薷为主药，解表宣泄，透达暑邪。暑多夹湿，故可以加入厚朴、黄连、苍术，辛开苦降，去除中焦湿热；扁豆能健脾除湿；加入猪苓、泽泻、六一散、车前草、木通以利尿渗湿，正所谓"治湿不利小便非其治也"。暑邪容易伤津，如果患者出现阴伤表现，可以配合运用乌梅、白芍、甘草，酸甘以化阴，以保肺脾之津。

【原文】

浮革邪搏[1]，风湿相成[2]，体强人健，表里同行[3]，麻黄白术，桂草杏仁，青陈连柏，泽泻人参，升柴厚朴，苍术猪苓，吴萸白蔻，炒曲云苓，或加羌活，香附南星。虚寒病者，脉隐[4]无神，房劳久疾，败血伤精，急[5]宜峻补，归芍加参，黄芪五味，木香桂心，枣仁熟地，远志茯神。

【提要】

此段文字阐述浮革脉的主证、治法和用药。

【注释】

①搏：通抟，音团，结聚的意思。
②相成：共同作用。
③同行：一起实行。

④隐：藏匿，不显露。

⑤急：立刻，马上。

【译文】

浮革的脉象，主邪气结聚，多见于风湿邪气相抟结导致的病证，对素体强健的人，应当表里同治，可用药物有麻黄、白术、桂枝、甘草、杏仁、青皮、陈皮、黄连、黄柏、泽泻、人参、升麻、柴胡、厚朴、苍术、猪苓、吴茱萸、白豆蔻、炒神曲、云苓，或加羌活、香附、南星。若是素体虚寒的人，脉象常表现为藏匿、潜伏而缺乏神气，它的病因或者为房劳，或者为久病，精血败伤，这种病证需要立刻大进补益，可用药物有：当归、白芍、人参、黄芪、五味子、木香、桂心、酸枣仁、熟地、远志、茯神。

【解析】

浮脉为阳脉，主表，主风；革脉乃虚寒相搏而成。对于此病证的治疗，需要观察患者神气的盛衰、体质的强弱。如果素来形体强壮，气血充旺，色肉不衰，出现此种脉象，说明风湿邪气相搏为病，是实证，应该以疏泄开导为主，邪去则脉复。千万不能误认为是精血亏损证候，而用补法，不仅无助于扶正治病，反而资助邪气，使病不得解。风湿的治疗应当表里同治，三焦分治。除上焦之湿宣肺开表，药物有麻黄、桂枝、羌活、甘草、杏仁；除中焦之湿，需要健脾升阳，有热者，可用辛开苦降之法，可用药物有白术、青皮、陈皮、黄连、人参、升麻、柴胡、厚朴、苍术、吴茱萸、白豆蔻、炒神曲、云苓；除下焦湿邪，需要利尿渗湿，可用药物有黄柏、泽泻、猪

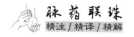

苓。如果患者素来体质虚弱，气血亏虚，形体羸弱，精神疲惫，切得浮革脉象，说明患者精血大亏，此为虚证，切莫误认为风湿实证，应立刻大进补益药物，如当归、白芍、人参、黄芪、五味子、木香、桂心、酸枣仁、熟地、远志、茯神。总之，对于浮革的脉象，用药补泻有分别，临证需要细心辨识，切不可凭心臆测，切得脉象之有神无神，观形体之强弱盛衰，然后方可决定补泻。作为一个负责任的医师，必须明白正确诊断是有效治疗的前提，如果诊断错误，治疗自然错误。医者，生命所系，不可不慎。

【原文】

浮动阳虚，神迷①汗出，归芍黄芪，人参白术，人迎相应，桂附如②入，气口相应，甘草夏麦③，血痢崩中④，熟地炒黑，川芎苁蓉，茯苓利湿，可加防风，姜枣煎食。

【提要】

此段文字阐述浮动脉的主证、治法和用药。

【注释】

①神迷：精神萎靡。

②如：随从。

③夏麦：半夏、麦冬。

④崩中：又称血崩，阴道忽然大量流血。

【译文】

浮动的脉象，主阳气亏虚之证，患者常见症状为神情低迷、自汗出，可用药物有当归、芍药、黄芪、人参、白术，若人迎脉与之相应，加入肉桂、附子；若气口脉与之相应，则加入甘草、半夏、麦冬；若症见血痢或血崩，则加入炒黑的熟地、川芎、肉苁蓉，加茯苓以利湿，还可加入防风，生姜、大枣煎煮之时加入。

【解析】

脉象浮动，患者症见神情低迷、自汗出，说明脾阳虚弱，推测患者还可见口淡不渴、不欲食、便溏或下利、神疲嗜睡、手足不温等虚寒表现。治疗方法为用甘温之品升阳扶脾，常用药物为四君子汤之类。脾不健运，自然气血生化无源，故出现气血两虚之表现，另外，脾和肝的关系密切，脾土一旦虚弱，两者之间的平衡关系就会失常，出现肝木克土，患者可见腹痛拘急，可用四物汤。如果阳虚症状重，患者见畏寒肢冷，人迎脉浮动，需要加入附子、肉桂之类以温助肾阳。如果患者出现口干、咽痛、头面汗、手脚心热、寸口脉浮动，可加入盐黄柏、知母、麦冬、五味子、半夏。如果是患有下利脓血，或妇人血崩的人，则需加用养血之品，同时温补脾肾，以资化源。此类患者尺部脉象必见浮动，又由于阴血耗伤，虚阳浮越，需要在平补阴阳之时，稍加肉桂引火归原，如果患者脉动如麻子，此为肺胃枯竭，病将难治。

【原文】

浮散之脉，难与图①存，人迎相应，淫耗②其神，气口应者，欲竭③其精，急则治标，麦冬人参，五味敛气④，九死

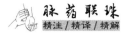

一生。

【提要】

此段文字阐述浮散脉的主证、治法和用药。

【注释】

①图：谋取。
②淫耗：过分的耗散。淫，过度、过量。
③竭：与尽同义。
④敛气：收敛精气。

【译文】

浮散的脉象，预示着疾病已经进入危重阶段，若人迎脉与之相应，说明患者神气过分耗散，若气口脉与之相应，说明肾精将枯竭，此为病情危急之证，当先治标，立刻用麦冬、人参、五味子收敛神气，但是患此种病证的人预后通常不好，生还的机率很小。

【解析】

浮为阳脉；散脉说明气血衰败。浮散脉象预示阴阳欲脱，阴尽阳竭。此时脉浮乃虚阳欲脱之象，如果重按之，必然感觉不到脉搏跳动，脉浮取如同水面浮灰，如杨花荡扬。见到此脉象，说明病情危重。肺主一身之气，朝会百脉，心主一身之血，主神，如果心肺衰竭，则性命不保。故而临床遇此等患者，当即刻补益心肺，益气敛阴固脱，如此或可挽救生命于万一。

【原文】

浮短气壅①，亦属阳虚，滞积弗②运，乃③致不舒，补以参术，草橘黄芪，砂仁白茯，姜枣吴萸，沉香香附，痞膈④能除。

【提要】

此段文字阐述浮短脉的主证、治法和用药。

【注释】

①壅：堵塞不通。

②弗：不能。

③乃：于是。

④痞膈：又称痞满，以胸膈满闷不舒为主证。

【译文】

浮短的脉象，主气机壅塞不通之证，也见于阳气不足，积滞停留不能转运，导致气机不能舒畅，治疗当用补法，可用药物有：人参、白术、甘草、橘皮、黄芪、砂仁、白茯苓、生姜、大枣、吴茱萸、沉香、香附，这些药物合用能解除胸膈满闷不舒。

【解析】

浮为阳脉，短为气病。肺主一身之气，如果肺气虚，必然引起心气虚，气虚血脉鼓动无力，血行瘀滞，患者出现胸膈满闷。脾为气血生化之源，如果脾土不运化，土不能生金，也会

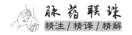

引起肺气虚。肝主疏泄，正常情况下有助于维持脾土健运，如果脾土不运，也会影响肝的疏泄调达。因此，治疗时以健脾为主，兼以疏肝，使肝木条达则脾土郁结得以解除，气血生化则肺气充满，心气调和。可用方药有四君子汤、吴茱萸汤、补气运脾汤、沉香降气散。临床上根据其寒热性质还需要随证加减。如果兼有寒证，可以加入肉桂、川椒、茴香、乌药、炮姜。有热证，可以加入青皮、木通、犀角、苏子。

【原文】

浮促阳盛，内热炎炎①；或有疮毒，怒气胸填，治宜分等②，解热为先，或斑狂躁，表下安然③，芍药甘草，黄柏芩连，归芪生地，麻黄根煎，有毒症者，硝黄翘添④，薄荷栀子，热退病痊，代茶饮者，银花芦尖⑤。

【提要】

此段文字阐述浮促脉的主证、治法和用药。

【注释】

①炎炎：火势旺盛。

②分等：区分种类。

③安然：平安。

④添：增加。

⑤芦尖：芦根。

【译文】

浮促的脉象，主阳气亢盛，体内一派火热旺盛之象；有的表现为体生疮毒，或烦躁易怒、胸胁胀满，宜根据具体情况区分治疗，但要以解除邪热为先，如果出现肌肤发斑、神志躁狂，解表散热和清里攻下后，可以放心了，可用芍药、甘草、黄柏、黄芩、黄连、当归、黄芪、生地、麻黄根一同煎煮服用，如果有热毒郁滞，可加芒硝、大黄、连翘、薄荷、栀子，热势退后病可痊愈，余热未尽者，用银花、芦根煎汤代茶饮。

【解析】

脉浮主表；脉促者，脉数而忽有一止，主热。脉浮促，主阳盛之极。邪热郁结体内，或在太阳，或在阳明，或在少阳，临床证候表现不一，治疗各异。邪热结于太阳，患者症见恶寒、高热、无汗、烦躁、口干渴、欲冷饮、大便干、小便黄、苔薄黄，治疗当解表兼清里热，可用大青龙汤，如果患者以无汗或少汗、咳喘为主症，可用麻杏石甘汤，如果出现高热、大汗出、大烦渴、脉洪大，可用白虎汤。如果患者出现无汗躁热，恐发斑疹，治疗应当开散，可用升麻、葛根、羌活、防风等。如果患者不恶寒、汗出、咽喉肿痛、口干苦、肌肤或头面生疮毒，治疗当清热解毒，可用黄连解毒汤。如果见胸膈烦闷、大便干结，可用凉膈散。如果患者见大便数日不通、腹满痞胀、拒按，属阳明腑实证，可酌情选用调胃、大小承气汤。如果邪热上扰心营，出现神昏谵语，可用清营汤；如果邪热蒙蔽心包，又须开窍醒神，可用安宫牛黄丸之类；如果邪热入血分，需要加入凉血散血之品，可用犀角地黄汤加减。邪热容易伤阴，根据病情可加入滋阴生津之品。

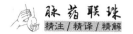

【原文】

浮结是积①，阳与阴别，邪滞经络，表之堪②释，兼③行痰气，一举两得，羌活桂心，防风苍术，细辛茯苓，麻黄干葛，防己甘草，利其湿热，半夏当归，前胡苏叶，厚朴槟榔，香附解郁，五加木瓜，陈皮堪合。

【提要】

此段文字阐述浮结脉的主证、治法和用药。

【注释】

①积：淤滞。

②堪：能够。

③兼：同时涉及。

【译文】

浮结的脉象，说明内有积滞，病位在阳，当与阴结进行分别，邪气阻滞经络，解表能驱散邪气，同时行气化痰，可谓一举两得，可用药物有羌活、桂心、防风、苍术、细辛、茯苓、麻黄、葛根，防己、甘草清利湿热，半夏、当归、前胡、苏叶、厚朴、槟榔、香附理气解郁，五加皮、木瓜、陈皮都可以合用。

【解析】

脉浮为阳，脉结为积，脉浮结说明有积滞内结。如果脉见滑象，说明是热积，无形邪热与有形积滞相结，如果脉见缓象，说明是寒积，为外感寒邪或内生寒邪与有形积滞相结。其症状可见咽喉不利或肿痛，身体疼痛，肌肤生结节或肿块、关节疼痛、心下痞满，或生癥瘕积聚。如果是热结，结节肿块多表现出红肿热痛的特点，寒结表现则多无红肿热痛。对于热结，治疗当清热除湿、理气化痰解郁，如有表邪，还需解表，兼有食积、瘀血者，还需配合消食化积、活血化瘀的药物。常用药物有羌活、桂心、防风、苍术、细辛、茯苓、麻黄、葛根、防己、甘草、半夏、当归、前胡、苏叶、厚朴、槟榔、香附、五加皮、木瓜和陈皮。对于寒积，则须扶助阳气、温经散寒除湿、理气化痰消瘀。常用药物有附子、甘草、肉桂、苍术、白术、吴茱萸、茴香、乌药、草果、干姜、细辛、桂枝、当归等。根据结脉出现的脉位不同，用药又有分别。如果结脉出现在寸部，说明积滞在上焦，宜加入桑白皮、桔梗、贝母等；如果结脉出现在尺部，说明积滞在下焦，宜加入延胡索、小茴香等；如果结脉在关部，说明积滞在中焦，宜加入枳壳、神曲、柴胡、半夏等。

【原文】

浮代不祥，其命难长，惟有病极①，孕妇无妨②，痛风③跌扑，随症调将④，伤寒见者，炙甘草汤，桂枝参麦，阿胶地黄，麻仁甘草，大枣生姜，孕妇调理，独圣散当⑤，砂仁一味，为末酒尝。

【提要】

此段文字阐述浮代脉的主证、治法和用药。

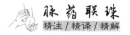

【注释】

①病极：极，最终的。病极，疾病终末期。

②无妨：妨，阻碍。无妨，无阻碍。

③痛风：风湿痹证，以疼痛症状突出。

④调将：调养将息。

⑤当：适合。

【译文】

浮代脉象的出现，是不祥的征兆，常人如见此脉象，性命难以长久，只有病情危重的人和孕妇见此脉象不用担心，如果风湿痹证或中风跌仆的人见此脉象，当根据它的证候表现进行调养将息，如果伤寒患者见此脉象，当用炙甘草汤，药物组成有桂枝、人参、麦冬、阿胶、地黄、火麻仁、甘草、大枣、生姜；孕妇见此脉需要调理，应该选用独圣散，只用一味药物砂仁，碾末和酒调服。

【解析】

常人如见浮代脉象，说明脏腑气血衰败，患者生命垂危，此为不祥的征兆。病情危重的人见此脉象，此为顺，如果采用正确方法及时救治，加上细心调养，或许还有生机。怀孕的妇人三四月见此脉象，多为胎气阻隔于冲任二脉所致。中风跌仆之人见此脉象，是气血逆乱、痰湿阻碍所致。风湿痹证之人见此脉象，多因体质虚弱，复感外邪，因此，患者多以疼痛为突出症状。患有伤寒的人见此脉象，其描述见于《伤寒论》中，书中云：伤寒脉结代，心动悸者，炙甘草汤主之。

其证候是由伤寒汗、吐、下或失血后，或杂病阴血不足、阳气不振所致。阴血不足，血脉无以充盈，加之阳气不振，无力鼓动血脉，脉气不相接续，故脉结代；阴血不足，心体失养，或心阳虚弱，不能温养心脉，故心动悸。治宜滋心阴，养心血，益心气，温心阳，以复脉定悸。所用方药炙甘草汤方中，重用生地黄滋阴养血为君，《名医别录》谓地黄"补五脏内伤不足，通血脉，益气力"。配伍炙甘草、人参、大枣益心气，补脾气，以资气血生化之源；阿胶、麦冬、麻仁滋心阴，养心血，充血脉，共为臣药。佐以桂枝、生姜辛行温通，温心阳，通血脉，诸厚味滋腻之品得姜、桂则滋而不腻。用法中加清酒煎服，以清酒辛热，可温通血脉，以行药力，是为使药。诸药合用，滋而不腻，温而不燥，使气血充足，阴阳调和，则心动悸、脉结代，皆得其平。对于本方的加减运用，需要根据实际病情，可加酸枣仁、柏子仁以增强养心安神定悸之力，或加龙齿、磁石重镇安神；偏于心气不足者，重用炙甘草、人参；偏于阴血虚者重用生地、麦门冬；心阳偏虚者，易桂枝为肉桂，加附子以增强温心阳之力；阴虚而内热较盛者，易人参为南沙参，并减去桂、姜、枣、酒，酌加知母、黄柏，则滋阴液降虚火之力更强。本方常用于功能性心律不齐、期外收缩、冠心病、风湿性心脏病、病毒性心肌炎、甲状腺功能亢进等而有心悸气短、脉结代等属阴血不足、阳气虚弱者。

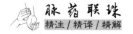

二、沉脉部（无浮及革共计二十六脉）

【原文】

沉脉为里，或气或积，气郁脉软，积则有力。治积宜攻，治气调益①。攻积之剂，大黄枳实，厚朴芒硝，污浊可涤②；木香槟榔，三棱莪术，苍术当归，疏③热导④湿。脉沉软者，调气散郁，香附神曲，栀子炒黑，川芎山楂，麦芽可入，沉香乌药，人参补益，腹胁膨胀，服之可释⑤。

【提要】

此段文字阐述沉脉及沉软脉的主证、治法和用药。

【注释】

①调益：调理补益。调，调理。益，补益。

②涤：除去。

③疏：清除阻塞，使通畅。

④导：疏通。

⑤释：消除，消散。

【译文】

沉脉，主里证，或是气机郁结，或是积滞在内，气郁的脉象柔软无力，积滞的脉象则坚实有力。治疗积滞，宜选用攻法，治疗气郁则需要调理和补益。攻逐积滞的药物有：大黄、枳实、厚朴、芒硝，这些药可以除去体内积滞；还有木香、槟榔、三棱、莪术、苍术、当归，这些药可以清利湿热。脉象沉软的患者，治疗宜调畅气机，开散郁结，药用香附、神曲、炒栀子、川芎、山楂、麦芽、沉香、乌药，再用人参来补气，服用这些药后，腹胁部膨胀的症状就可以消除。

【解析】

脉沉，说明气血不能充盈和鼓动血脉。究其原因，可能是气虚、血少，或是有形积滞停留体内，阻滞了气血运行。其有形积滞可能是痰、湿、食积、瘀血、热毒。如果是气虚所致，治疗当补气理气，以四君子汤加减。如果是血少所致，治疗当养血活血兼以理气，以四物汤加香附、木香，有血热者，还须要加入生地、赤芍、丹皮、知母、黄柏。如果因为积滞停于体内，导致气机阻滞不通，治疗当理气解郁，但须要根据积滞的不同而采用相应的治疗方法。如果是热毒所致，则须清热解毒，可用黄芩、黄连、栀子、夏枯草。如果是痰所致，则要化痰，可加入半夏、陈皮、天南星、鲜竹沥。如果是湿浊所致，须健脾、燥湿、化湿、利湿，可用苍术、白术、木瓜、薏苡仁、车前子、泽泻、猪苓。如果是燥屎内结阳明，须要通腑攻下或润下，用承气汤类或麻子仁丸，药如大黄、芒硝、枳实、厚朴、当归、火麻仁、瓜子仁、桃仁。如果是食积留着体内，须要消积导滞，可用保和丸，药物有神曲、麦芽、山楂。如果是瘀血停留，须要活血化瘀，可根据具体病情，选用王清任的逐瘀汤类方药。

【原文】

沉迟之脉，为冷为寒，附子理中，可以投缘①，草姜参术，乌附相参，脉若有力，攻行始②安，厚朴肉蔻，草果同煎，木香大腹，肉桂心添③，醒脾开郁，行水为先。

【提要】

此段文字阐述沉迟脉、主证、治法和用药。

【注释】

①投缘：适合。

②始：才。

③添：增加。

【译文】

沉迟的脉象，主寒冷病证，附子汤、理中丸可以作为治疗的方药，可用药物有：甘草、干姜、人参、白术、乌头、附子，如果脉象有力，则需要采用攻法才能治疗，药用厚朴、肉豆蔻、草果、木香、大腹皮、桂心，治疗当先行水，然后健运脾胃，开通郁结。

【解析】

脉迟主寒，脉沉迟说明里有寒。须分脉搏有力无力，决定采用何种治疗方法。如果脉搏有力，说明是实寒证，治疗应该温中散寒，理气解郁；如果脉搏无力，说明是虚寒证，治疗应该温阳健脾，理气解郁。不管是虚证还是实证，理气解郁都是有必要的，因为寒凝容易引起气机阻滞，这是其疾病的病机关键。关于其病因病机，大多是阳虚体质的人内生寒邪，或者兼夹有外感寒邪，导致气机凝滞。症状可见口淡不渴、喜热饮、肢体疼痛、腹痛拘急、痞满、头痛、恶寒喜温、四肢不温、腰膝酸冷、遗精早泄、小腹冷痛、大便黏滞或溏泄，严重者可见下利、五更泻。治疗当分虚实，外有寒者散之，内有寒者温之，内虚不足者补之，气虚者补气，血虚者补血，有气滞者理气解郁，有湿邪者根据具体情况选用相应的除湿治法，"病痰饮者，当以温药和之"，寒凝气滞会影响到血的运行，故需要养血活血。可选用的方药有附子汤、理中丸、小建中汤、大建中汤、附子理中汤、良子草果散、实脾饮、枳术丸、金匮肾气丸、平胃散、天台乌药散、四逆散、四逆汤等。

【原文】

沉数内热，邪伏①阴经，或提②或散③，清热方④宁，升麻羌活，白芍葛根，黄连生地，知母黄芩，石膏参草，栀子蘖⑤清。若或⑥有力，芒硝生军⑦，连翘薄荷，配合清心。

【提要】

此段文字阐述沉数脉的主证、治法和用药。

【注释】

①伏：隐藏。

②提：升提。

③散：发散。

④方：才。

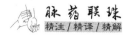

⑤蘗：蘗同檗，即黄檗，又称黄柏。

⑥若或：如果。

⑦生军：生大黄。

【译文】

沉数的脉象，说明有内热，邪气隐藏在阴经，治疗或升提，或发散，将邪热清除，病才能痊愈，可用药物有升麻、羌活、白芍、葛根、黄连、生地、知母、黄芩、石膏、人参、甘草、栀子、黄柏。如果脉搏有力，加入芒硝、生大黄、连翘、薄荷，配合清心火的药物。

【解析】

脉沉主里，数为热，脉沉数说明热结在阴分。如果脉搏无力，说明有虚热，多见于热病后期肝肾阴虚，或者内伤杂病虚损及肾所致，临床可见到阴虚的证候，治疗应当滋阴清热，或滋水涵木，或泻南补北，方可用知柏地黄丸、炙甘草汤、复脉汤等加减。如果脉搏有力，说明非虚热，而是邪热与有形实邪结聚体内所致，在外感热病中，多见于伤寒失治误治，邪气传入阳明，邪热郁结于内，阻遏气机，或与胃中燥屎相结，形成阳明腑实证。症见高热、恶寒、心烦、口渴、欲冷饮、谵语、便秘，或者腹满拒按、数日不大便。治疗应当解表清里，解表可用局方羌活升麻汤，升麻、葛根专解阳明经邪热，清里需根据热结的情况，如果邪热伏内，尚未郁结化毒，可用白虎汤，石膏、知母之类；如果热结化毒，当加入清热解毒之药物，可用黄连解毒汤，药用黑栀子、黄连、黄芩、黄柏；如果邪热损伤气阴，可加白芍、生地、人参、甘草；如果热结胃腑，上扰心神，可加入调胃承气汤，如果邪热与燥屎相结，但尚未成阳明腑实证，可用小承气汤，如果阳明腑实证已成，则可以用大承气汤。心属火，邪热侵入，最易扰乱心神，蒙蔽心包，为防止其发生，在治疗热病时需要加入清心火的药物，已安未受邪之地，此所谓治未病也，可用方药有良方清心汤。

【原文】

沉滑痰实，宜降①宜攻②，陈皮半夏，茯草和③中，加苍白术，香附川芎，黄连枳壳，厚朴橘红，藿香参④入，苏叶子同，星香乌药，气下疾松⑤，若或滑甚，滚痰丸攻。

【提要】

此段文字阐述沉滑脉的主证、治法和用药。

【注释】

①降：肃降。
②攻：攻下。
③和：调和。
④参：人参。
⑤松：好转。

【译文】

沉滑的脉象，主痰实之证，治疗宜肃降、攻下，药物可用陈皮、半夏、茯苓、甘草调和中焦，再加苍术、白术、香附、川芎、黄连、枳壳、厚朴、橘红、藿香、人参、苏叶、苏子、天南星、木香、乌药，递上气机降下，则疾病好转，如果脉搏

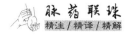

出现明显的滑象，宜用礞石滚痰丸攻下。

【解析】

脉沉主里，脉滑有痰，脉象沉滑说明体内有痰浊，阻遏气机。如果脉象无力，为虚证，说明脾胃虚弱为本，痰浊为标。治疗应当健运脾胃为主，兼以理气化痰。可用方药有四君子汤、六君子汤、参苓白术散。如果脉象有力为实证，说明痰浊内阻为疾病根本。治疗应当理气祛痰化浊为主。可用二陈汤、平胃散、不换金正气散、局方四七汤、简易星香汤。痰是一种病理产物，一旦形成，往往会成为新的邪气致病，使疾病变症百出，因此有"百病皆为痰作祟"之说。对于痰饮的治疗，张仲景提出"病痰饮者，当以温药和之"，痰邪容易阻遏气机，闭郁阳气，故临床治疗多用性温味辛的药物。脾胃为生痰之源。因此，治疗痰症还需要调和中焦脾胃。我们知道，脾主升清，胃主降浊，两者相互协作，共同配合以完成运化水湿的功能，如果脾胃功能受损，就会酿生痰湿，所以，调和中焦具体体现为，升阳扶脾，降浊和胃。从药物性味来说，辛味能升、苦味能降、甘能和，因此，调和中焦脾胃，需要将辛、苦、甘三味药物合用，如陈皮、半夏、黄连、厚朴、枳实、人参的配合运用，就能很好地体现这一点。此外，临床根据寒热兼夹的不同，又需要配合不同的药物。

【原文】

沉涩少血，亦主寒湿，少血宜补，加味四物，芎归熟地，白芍连柏，五味麦冬，人参苍术，杜仲知母，可加牛膝，三痹汤^①和，驱风利湿，续断细辛，防风独活，芪桂茯苓，秦艽草入，五脏痹^②者，合用五积^③，麻黄苍芷，陈朴夏桔，枳壳干姜，临时损益^④。

【提要】

此段文字阐述沉涩脉的主证、治法和用药。

【注释】

①三痹汤：本方出自《校注妇人良方》，由《备急千金要方》独活寄生汤化裁而来，由独活、秦艽、川芎、熟地黄、白芍药、肉桂、茯苓、防风、细辛、当归、杜仲、牛膝、甘草、人参、黄耆、续断、生姜诸药组成。用于治疗肝肾气血不足、风寒湿痹、手脚拘挛之症，有益肝肾、补气血、祛风湿、止痛之功。

②五脏痹：病名，肝痹、心痹、脾痹、肺痹、肾痹的总称。

③五积散：本方出自《太平惠民和剂局方》，是在二陈汤基础上发展来的有名的温里方剂，由白芷、枳壳、麻黄、苍术、干姜、桔梗、厚朴、甘草、茯苓、当归、肉桂、川芎、芍药、半夏、陈皮组成，具有解表温里、散寒祛湿、理气活血、化痰消积之功效。

④损益：加减。损，减少。益，增加。

【译文】

沉涩的脉象，主血虚证，亦主寒湿证，血虚应该补血，用加味四物汤，药用川芎、当归、熟地、白芍、黄连、黄柏、五味子、麦冬、人参、苍术、杜仲、知母，方中可加入牛膝、三痹汤合用，以祛除风湿邪气，药物有续断、细辛、防风、独活、黄芪、桂枝、茯苓、秦艽、甘草，如果有五脏痹的患者，宜加用五积散，药物有麻黄、苍术、白芷、陈皮、厚朴、半

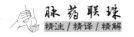

夏、桔梗、枳壳、干姜，根据病情随症增减运用。

【解析】

脉沉主里，脉涩主血少，亦主血脉不利。沉涩的脉象，多见于血虚之人感受风寒湿所致的痹证。其主要病机是气血痹阻不通，筋脉关节失于濡养。临床上，根据风寒湿的偏重不同，有行痹、痛痹和着痹三种。行痹，症见肢体关节、肌肉疼痛酸楚，其疼痛呈游走性，不局限于一处，关节屈伸不便，多见于上肢、肩、背。痛痹，症见肢体关节肌肉疼痛剧烈，甚则如刀割针扎，逢寒则加剧，得热则痛缓，痛处较为固定，日轻夜重，关节不可屈伸，痛处不红不热，常有冷感。着痹，症见肢体关节肌肉疼痛，痛处较为固定，且有明显的重着感，肌肉麻木不仁，或患处表现为肿胀，行动不灵便，得热得按则痛可稍缓。对于此三种痹证，治疗应当益气养血和血，补益肝肾，祛风散寒除湿。可用方药有加味四物汤、独活寄生汤、济生三痹汤。

因痹证日久不愈，复感风寒湿邪，使痹证从筋、脉、骨、肉、皮等发展至与其相合的内脏，致内脏受伤，而相应出现肝痹、心痹、肾痹、脾痹、肺痹等。心痹主要症状为心悸，气喘，咽干，常叹气，烦躁，容易惊恐等。肝痹主要症状为头痛，夜睡多惊梦，渴饮，多尿，腹胀，腰痛胁痛，足冷等。肺痹主要症状为恶寒、发热、咳嗽、喘息、胸满、烦闷不安等。脾痹主要症状为四肢倦怠，胸闷，咳嗽，呕吐清涎等。肾痹主要症状为骨萎弱不能行走，腰背弯曲，不能伸直，或关节肿胀，强直不能屈曲等。临床常见并发症有神疲乏力，腰酸腿疼，多梦。常言道，"不明脏腑经络，开口动手便错"，故该病应该分脏论治，若"淫气喘息，痹聚在肺"，当治在肺；"淫气忧思，痹聚在心"，当治在心；"淫气遗溺，痹聚在肾"，当治在肾；"淫气乏竭，痹聚在肝"，当治在肝；"淫气肌绝，痹聚在脾"者，当治在脾。常用方药为五积散，临床还可按照气血分治，如果在气分，可用四君子汤合五积散，如果在血分，可用四物汤合五积散。五积散出自《太平惠民和剂局方》，是在二陈汤基础上变化而来，以辛苦温的药物组成，具有解表温里、散寒祛湿、理气活血、化痰消积之功效。所谓五积，指寒积、湿积、气积、血积、痰积，非《难经》所谓的五脏积。

【原文】

沉大里证，谨防夜厄①，邪伏五脏，三焦壅塞，或提②或导③，逐邪要诀。调中益气，升提邪出，升紫参芪，木香苍术，甘草橘红，开郁利湿，若或内结，硝黄可入，除却④参芪，加朴枳实，黄芩白芍，当归宜益，治理无讹⑤，破气调血。

【提要】

此段文字阐述沉大脉的主证、治法和用药。

【注释】

①厄：困苦，此处引申为病情恶化。
②提：升提。
③导：疏导。
④除却：减去。

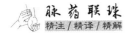

⑤无讹：没有错误。

【译文】

沉大的脉象，主里证，见此种脉象的患者，应谨防夜晚病情恶化，因邪气伏藏于五脏内，上中下三焦气机阻塞不通，所以治疗大法在于开提、疏导，驱逐邪气是治疗的关键。调理中焦气机，补益脾胃，用升提治法引邪气外出，可用药物有：升麻、紫参、黄芪、木香、苍术、甘草、橘红，另外，还要开通郁结、清利湿浊，如果中焦有结滞，可加入芒硝、大黄，减去人参、黄芪，加入厚朴、枳实、黄芩、白芍、当归，治疗调理方法没有错误，破气调血之目的就能达到。

【解析】

脉沉主里，脉大说明邪气盛，脉沉大说明邪气伏藏五脏，病情到晚上会加重，甚至恶化。此为正气虚弱，邪气内陷之证，邪气内伏，或与有形积滞胶结，或未结，导致气机壅塞不通，阳气不能舒展。治疗当补脾升阳，扶正祛邪，此为升提之法，使脾胃健运，气血生化有源，则机体能与内陷之邪气相抗争，病情或许能好转。邪气阻遏，气血运行不畅通，又会影响脏腑功能的正常进行，因此，治疗还需要理气调血。常用方药有调中理气汤、六一顺气汤。如果邪气与体内停留的痰饮、湿浊、瘀血、食滞相结，又需要根据具体情况配合用药。如果有痰湿，可加入陈皮、半夏、茯苓、桂枝、猪苓、泽泻等；如果有食滞，可加入炒麦芽、山楂、神曲、槟榔、大黄、芒硝、枳实、白术等；如果有瘀血，可以加入桃仁、红花、当归、赤芍、川芎等。

【原文】

沉缓气弱，每多眩晕，四季脉缓，不为之病，中洲①土湿，时时气闷，条②肝疏③土，更兼④益肾，肾弱肝郁，发痞满症，沉香木香，羌苏叶并，槟榔大腹，术草芎进，更用木瓜，肝脾痹⑤静。若有内寒，干姜力劲⑥，厚朴姜黄，参芪扶正，陈泽白蔻，砂仁气顺，甘草益智，通⑦益心肾，或水肿胀，舟车丸定。

【提要】

此段文字阐述沉缓脉的主证、治法和用药。

【注释】

①中洲：中焦脾胃。

②条：条畅。

③疏：疏泄。

④兼：同时。

⑤痹：闭郁不通。

⑥力劲：药物作用强。

⑦通：交通。

【译文】

沉缓的脉象，主气虚之证，见此脉象的病人，常出现眩晕的症状，一年四季的脉象都是缓脉，这不属于病象，若中焦脾土生湿，就会时时出现满闷不舒的症状，治法当舒畅肝气，疏

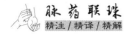

泄脾土，另外，同时补肾，因为肾气虚弱也会引起肝气郁结，导致发生痞满证，药用沉香、木香、羌活、苏叶、槟榔、大腹皮、苍术、甘草、川芎，再加用木瓜，则肝脾郁滞可以解除。若脾胃有寒，宜用干姜，其温中散寒的药力很强，再用厚朴、姜黄、人参、黄芪补助正气，陈皮、泽泻、白豆蔻、砂仁疏理气机，甘草、益智仁交通补益心肾，倘若有水肿症，可用舟车丸治疗。

【解析】

脉沉主里，缓脉为脾之本脉，也主湿，脉沉缓说明湿困脾土，气化不利。中医认为，脾属土，治中央，脾不主时，旺于四季，所以四季脾旺不受邪，出现缓脉不是病态，而是脾土健运的表现。但是，病理状态下，出现沉缓脉象，说明脾湿不运。脾和肝是密切相关的，肝主疏泄，能促进脾胃健运，反之，脾胃健运也有利于肝主疏泄，如今湿困脾土，必然会引起肝不疏泄。此外，肝和肾的关系也是很密切的，肝属木，肾属水，根据五行生克规律，水能生木，所以肾水不足，也会影响到肝脏，导致肝气不舒。肾水不足，必然会引起心肾不相交。临床上，患者可见脘腹胀满、大便不通或黏滞不爽，小便不利，小腹满；或筋骨麻木，疼痛不仁；或胸胁胀满不舒、急躁易怒；或头目晕眩、腰酸腿软；或蓄水肿胀、喘促痰多；或见心烦失眠，不得安卧。治疗当健脾除湿，疏肝理气，补益肝肾，兼以交通心肾。可用方药有局方三和汤、东垣温胃汤。如果脾胃有寒湿，可加干姜、草果、苍术；如果水液停留，肿胀较甚，脉沉缓实，可用舟车丸攻逐水邪。

【原文】

沉洪之脉，病在阳明，三焦并①热，宜散②宜清③，黄连黄柏，栀子黄芩，升麻归地，犀角通灵，丹皮翘草，加用葛根，舌胎④黄者，可益生军⑤，知母白芍，用以敛⑥阴。

【提要】

此段文字阐述沉洪脉的主证、治法和用药。

【注释】

①并：同时。

②散：发散。

③清：清解。

④胎：今写作"苔"。

⑤生军：生大黄。大黄又名将军。

⑥敛：收敛。

【译文】

沉洪的脉象，说明病位在阳明经，上中下三焦同时受邪热侵扰，治疗宜发散和清解，药用黄连、黄柏、栀子、黄芩、升麻、当归、生地、犀角、丹皮、连翘、甘草，再加入葛根，若见舌苔黄，加入生大黄、知母、白芍，收敛阴液。

【解析】

脉沉主里，脉洪说明邪热侵犯阳明。盖阳明经为多气多血之经，邪气侵入，正气奋起抗邪，故脉来如波浪汹汹之象，按理说，正邪相争，脉象当浮，今见脉沉，说明邪热太盛，壅滞气机，正气被邪气郁遏，因此，邪热肆虐无忌，充斥上中下三焦。热在上可见高热、神昏，甚则谵语，气高而喘；热在中可见口渴、心烦、腹胀满、纳差、便秘或数日不大便；热在下可见小便黄赤、涩痛。治疗应当发散透表，清解里热。可用方药有局方解毒汤、东垣加味清胃散、犀角地黄汤、正气汤、黄芩芍药汤。升麻、葛根为阳明经药，能清透阳明经在表的热邪，黄连、黄芩、栀子、黄柏能清解三焦气分邪热，犀角、生地、赤芍、丹皮入血分，能清解血分邪热。倘若邪热与胃肠积滞相结，可以配合运用调胃承气、大小承气汤。邪热炽盛，多易损伤阴液，可加知母、白芍敛阴之品。

【原文】

沉实结热，三焦壅塞，风寒贯①经，滞痰夹食，治宜豁达②，兼用表剂，厚朴槟榔，草果散郁，知母黄芩，草芍羌活，葛根柴胡，生军涤积③，三阳并治，伏邪提出④。若紧带迟，腰间洞泄⑤，乃是胃寒，或成呃逆，治先理中，推荡⑥寒积，大黄芒硝，归尾朴枳，桃仁肉桂，附子羌活，姜木茴香，加草参术，寒热同施，并行不悖⑦。

【提要】

此段文字阐述沉实脉的主证、治法和用药。

【注释】

①贯：穿通。

②豁达：通达。

③涤积：荡涤积滞。

④提出：提拔出来。

⑤洞泄：一种病名，出自《素问·生气通天论》，又有濡泻、脾泻之别称，它指一种阴盛内寒所致的泄泻。症可见心腹痛，大肠切痛，肠鸣食不化，手足厥冷，脚转筋等。

⑥推荡：推动荡涤。

⑦不悖：不错误。

【译文】

沉实的脉象，主内有邪热郁结，三焦气机阻滞不通，外感风寒之邪侵入经脉，与痰湿、食积胶结阻滞，治疗宜通达，兼用解表之药，常用药物有厚朴、槟榔、草果，能散除气郁，知母、黄芩、甘草、芍药、羌活、葛根、柴胡、生大黄能涤荡积滞，诸药合用，三阳经并治，升提伏邪。若脉象紧迟，主洞泄之证，此病由胃寒导致，或表现为呃逆，治疗当先调理中焦，涤荡寒积，药用大黄、芒硝、当归尾、厚朴、枳实、桃仁、肉桂、附子、羌活、干姜、木香、茴香，再加甘草、人参、白术，寒药与热药同用，不会出现什么差错。

【解析】

沉脉主里，脉实说明有邪气，脉象沉实说明邪气直入阴分，邪正相争，正气被邪气遏伏，气机壅塞不通。临床上，多见于风寒表证失治、误治后，邪气从太阳转入少阳，波及阳明，导致三阳受病，如果体内有痰湿、积滞，邪气易与之相结，导致难以解除。故治疗本病症的关键是祛除在内的痰食积滞，畅通气机，使内着之邪气无物可附，无处可藏，则邪气容

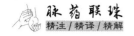

易表散，否则邪无出路，病势缠绵难愈。具体而言，太阳之邪气当表散，可用羌活；少阳之邪气当和解，可用柴胡、黄芩；阳明之邪气当清透，可用葛根；祛除痰食积滞，可用厚朴、槟榔、草果、枳实、木香，辛苦温可化痰消积，开通气机。如果胃有结热，可加大黄、芒硝以通腑泄热。如果太阴不足，寒湿内停，脉见紧迟之象，则需要加入甘温扶脾、辛苦热散寒除湿的药物，如肉桂、附子、干姜、茴香、甘草、人参、白术。此病虽在气分，往往累及血分，导致血行瘀滞，故治疗应加入养血理血之品，如当归、桃仁、红花。

【原文】

沉弦血少，或停饮浆，有力困酒①，无力劳伤，直来直去，胁痛难当，抑②肝扶③脾，滋阴和阳。若治停饮，枳壳槟榔，猪苓泽泻，赤茯木香，半夏苏子，桔橘生姜，木瓜吴萸，柴朴草将④，青皮白术，草果劻勷⑤，黄芩白茯，煎用枣姜。脉若无力，补血地黄，山萸山药，丹泽同方，或益附桂，八味丸良⑥。

【提要】

此段文字阐述沉弦脉的主证、治法和用药。

【注释】

①困酒：酒后困倦的样子。

②抑：平抑。

③扶：扶助。

④将：用。

⑤劻勷：劻，读音匡。勷，读音攘。劻勷，意思为辅佐，帮助。

⑥良：好。

【译文】

沉弦的脉象，主血少证或停饮证，若脉象有力，多为饮酒所伤，若脉象无力，多为过劳所致，如果脉象搏动直来直去，当有剧烈胁痛的表现，治疗方法为平抑肝木、扶助脾土、滋阴和阳。治疗停饮，可用枳壳、槟榔、猪苓、泽泻、赤茯苓、木香、半夏、苏子、桔梗、橘皮、生姜、木瓜、吴茱萸、柴胡、厚朴、甘草、青皮、白术、草果、黄芩、白茯苓，生姜、大枣同煎。如果脉象无力，治疗可用地黄补血，山萸肉、山药、丹皮、泽泻，或增加附子、肉桂，八味丸是对证的方药。

【解析】

脉沉主里，脉弦主肝胆病，也主痰饮。如果脉象沉弦无力，见于精血亏少、肝肾不足的患者，多由长期过劳，体弱久病，或者营养摄入不足所致，可见头晕目眩、腰膝酸软、疲劳倦怠，或见手足麻木，或见小便不利，或见心烦失眠，或见身寒肢冷。治疗方法为补益肝肾，方可用六味地黄丸加减，如果心烦、手足心热，可加知母、黄柏，如果失眠、头颈面部汗出，可加麦冬、五味子，如见倦怠乏力，气虚自汗出，可加西洋参、炙黄芪，如果小便赤热涩痛，可加白茅根、金钱草、生甘草，如见头目晕眩，可加枸杞子、白菊花、龟板、牡蛎、木瓜、生白芍。如果脉象沉弦有力，见于痰饮留着，脾虚肝旺，多由于酒食伤肝脾，痰湿内生，肝木气盛，横逆克土所致。患者可见纳差、腹满、便溏或黏滞、或时干时稀，四肢不温，或

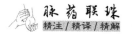

腹部拘急、疼痛欲泻、泻后痛减。治疗方法为理气化痰、扶脾抑肝。方可用良方木香分气散、鸡鸣散、半夏厚朴汤、实脾饮、五苓散，以甘温之品扶脾，辛苦温之药理气化痰，加柴胡、木瓜、木香、青皮以疏肝、柔肝、理肝。

【原文】

沉紧内寒，腹中必①痛，在上胃疼，在下后重②，阴凝之疾，温散开壅，附子干姜，归芍为从，厚朴陈皮，参椒酌用③，桂茯肉蔻，丁木香供，升降得宜④，细辛引动，温经发表，麻黄可统。若有外症，施治不共⑤，紧滑宜凉，前方不用，丹皮桃仁，硝黄一哄，瓜蒌山甲，防芷堪奉，连翘归芪，金花⑥调送。

【提要】

此段文字阐述沉紧脉的主证、治法和用药。

【注释】

①必：一定。
②后重：肛门重坠。
③酌用：酌情使用。
④得宜：适当。
⑤不共：不同。
⑥金花：金银花。

【译文】

沉紧脉象说明体内有寒，患者一定可见到腹中疼痛，在上

表现为胃痛，在下表现为肛门重坠，阴寒凝滞的疾病，治疗应
当温通发散、开通壅结，可用附子、干姜为主，配合当归、芍
药、厚朴、陈皮、人参、川椒酌情使用，再加上桂枝、肉豆
蔻、丁木香，诸药合用使中焦气机升降适当，麻黄、细辛合
用，可以温经发表，如果有在表的证候，治疗则不同，脉象虽
沉紧，但有滑象，治疗当用寒凉药，因此，前方不可用，需用
丹皮、桃仁、芒硝、大黄、瓜蒌、穿山甲、防风、白芷、连
翘、当归、黄芪，用金银花煎汤调服。

【解析】

脉沉主里，脉紧主寒，一般来讲，沉紧脉象多提示有寒，
但是临床上所见也未必尽为寒证，当结合脉象搏动有力无力，
以及兼夹的脉象来判断。如果脉象沉紧无力，说明体内有虚
寒，可伴见脉迟或弦，多由阳气不足所致，阳气不能温煦推
动血脉，气机凝滞，故脉沉紧。症见胃脘或腹中痛，大便溏
泄，泄下物腥臭，或完谷不化，泻下日久、肛门重坠感，畏寒
肢冷，纳差，小便清，舌淡苔白、或腻、或水滑。治疗用甘温
之药扶助脾阳，辛苦之药合用，辛升苦降，使中焦气机得以开
通，则全身气化得行。可用方药有良方温胃汤、三因桂香饮。
如果脉象沉紧有力，伴见脉细微，多见寒邪直中三阴。机体本
来阳气不足，复受外来寒邪侵犯，阳气郁闭，气机凝滞，此里
虚兼有外感，当先固其里，后散其表，固里可用附子理中丸、
大小建中汤、四逆汤，散表可用麻黄附子细辛汤、麻黄附子甘
草汤。如果脉见沉紧，但滑数有力，切莫误认为是寒证，而用
温散，阳热之药物下咽，不仅治病无功，反致命绝，不可不谨

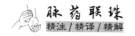

记，此为真热假寒证，患者在临床上，可见身冷、肢厥、脉沉紧等假寒象，但细查之，又可见其口渴、心烦、喜冷饮，虽肢厥、但只是指头冷，手心热，腹满拒按，几天不大便，或泻下臭秽难闻之物，观其舌质红或绛，舌苔焦黄或黑，此实热证，治疗当急下存阴，用承气汤以通腑泄热。否则，热邪结聚成毒，气血壅滞，血败肉腐，化生痈脓，而成肠痈病，治疗当通腑泄热，活血化瘀，消痈散结，方可用金匮大黄牡丹汤、薛氏牡丹皮汤、正宗八味排脓散。

【原文】

沉长之脉，阳邪潜伏，热闭阳明，大肠积蓄，若或壮热，防发阳毒①，治先下之，大黄生熟，归芍甘草，丹皮赤茯，防己白术，生芪治足②，加芩苍术，连翘独活，牛膝木通，枳陈开豁③，宣散疏通，寒温用熟④。

【提要】

此段文字阐述沉长脉的主证、治法和用药。

【注释】

①阳毒：邪热壅滞成毒。
②治足：治疗足部疾病。
③开豁：开通。
④用熟：炒熟加工。

【译文】

沉长的脉象，说明邪热潜伏体内，闭阻阳明胃肠，大肠积滞壅塞不通，可能会出现壮热，防止邪热结滞成毒，治疗应当先通腑泻下，用生大黄、熟大黄、当归、芍药、甘草、丹皮、赤茯苓、防己、白术、生黄芪治疗足病，加上黄芩、苍术、连翘、独活、牛膝、木通、枳实、陈皮开通舒畅气机，寒药和温药使用时都需要炒熟。

【解析】

沉属阴脉，长属阳脉，此二脉并见，当分辨虚实寒热。如果脉沉长有力，症见口渴、心烦、高热、喜冷饮，虽肢厥但只是指头冷，手心热，腹满拒按，几天不大便，或泻下臭秽难闻之物，观其舌质红或绛，舌苔焦黄或黑，此为阳明热厥证，治疗当泄热通腑，可用承气汤、大黄牡丹汤、四顺清凉饮。如果脉沉长无力，症见口中黏腻，或口淡不渴，纳差、腹满，大便不实，小便不利，下肢肿胀，舌淡苔白腻，此为脾阳虚，寒湿内着之证候，治疗当温运脾土，畅通气机，方可用活人加味防己汤、实脾饮。如果脉象沉长，症状既见阳明热象，又见太阴寒象，此为邪热潜伏阳明，太阴本虚所致的寒热错杂证，如果单纯清泄阳明之热，恐伤太阴，如果一味温补太阴，又恐助阳明热邪，因此，权宜之计为温补太阴和清泄阳明同用。生大黄泄热通腑之力强，泄阳明之热须用，然其苦寒之性味容易损伤太阴，故将熟大黄与生大黄同用。白术、苍术、黄芪皆是温补太阴的佳品，与枳实、陈皮、赤茯苓合用，能健脾化湿、开通气机。本证的治疗用药有寒有热，为了照顾太阴脾土之虚弱，使用时都需要炒熟。

【原文】

沉芤有瘀，或便①或溺②，失血过多，必见是脉。带③紧肠痈，带滑淋热④，治先调和，归尾艾叶，地芍川芎，阿胶草炙，或加地榆，胡索牛膝，丹皮桃仁，桂心蓬木，姜黄红花，散瘀之剂，若失过多，宜先补血，一味丹参，止⑤加三七。凉以蒲黄，涩⑥烧卷柏，苎根发灰，草霜犀屑，热益⑦芩连，寒加芪术，吐衄崩便，分虚与热，临时变通，方中损益⑧。

【提要】

此段文字阐述沉芤脉的主证、治法和用药。

【注释】

①便：大便。

②溺：小便。

③带：附带，连着。

④淋热：小便有灼热感，淋沥涩痛

⑤止：止血。

⑥涩：止血。

⑦益：加。

⑧损益：加减。

【译文】

沉芤脉说明有瘀血，或是便血，或是尿血，失血过多，必定见到这样的脉象。如果兼有紧脉，提示有肠痈，如果兼有滑脉，提示有淋证，治疗应当调和，药用当归尾、艾叶、生地、芍药、川芎、阿胶、炙甘草，或再加入地榆、延胡索、牛膝、丹皮、桃仁、桂心、蓬术、姜黄、红花这些散瘀的药物，如果失血太多，应该先补血，加入一味丹参，止血加入三七。加蒲黄以清热，止血加入烧卷柏、苎麻根、血余炭、百草霜、犀牛角屑，有热加黄芩、黄连，有寒加黄芪、白术，大凡吐血、衄血、便血、妇人崩漏、便血，治疗当分清虚实寒热，临证还需根据病情变通加减方药。

【解析】

脉沉芤说明机体气血亏虚，且有瘀血停留，多见于失血过多之证。如果未见失血之证候，必有瘀积，如果兼有紧滑脉象，提示可能会有肠痈，如果脉象兼有浮大洪长，说明肠痈已经形成，此种证候在书中其他条文已有所论述。临床上，根据芤脉出现在左右手不同的部位，可以判断出血的脏腑。如果两手寸部见芤脉，症当见吐血衄血；如果两手尺部见芤脉，症当见尿血；如果两手关部见芤脉，或见吐血，或见便血；如果右手寸部见芤脉，说明血从肺中来；如果左手寸部见芤脉，说明血从心来；如果右手关部见芤脉，说明血从脾胃来，如果左手关部见芤脉，说明血从肝和小肠来；如果尺部见芤脉，说明血从大肠、膀胱来。不论何种血证，治疗皆当调和，出血当止，血瘀当化，血虚当补，此外，要想防止血证复发，还需要治病求本，从疾病的寒热虚实进行辨证施治。可用方药有四物汤、胶艾四物汤、牛黄散、加味丹参散、良方牛膝散。常用止血药物有烧卷柏、苎麻根、血余炭、百草霜、犀牛角屑（现用水牛角代替）。

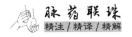

【原文】

沉微阴亏，或痢或汗，若在病后，误下为判①，治惟②补正，参芪桂半③，草术茯苓，归芍同赞④，五味熟地，或益姜炭。如崩血漏，伏龙肝断⑤，阿胶蚕沙，搜风救难，中寒气虚，附乌雄辨。

【提要】

此段文字阐述沉微脉的主证、治法和用药。

【注释】

①判：断定。

②惟：只是。

③半：半夏。

④赞：佐助。

⑤断：阻断。

【译文】

沉微脉象主阴血亏少，或因为久痢，或因为过汗，如果是在病后，可以断定为误下所致，治疗方法只是补益正气，可用药物有人参、黄芪、肉桂、半夏、甘草、白术、茯苓、当归、白芍、五味子、熟地，或加入炮姜炭。如果为妇人崩漏，可加用伏龙肝、阿胶、蚕沙，诸药能搜风解难，如果中气虚寒，可酌情选用附子、乌头、天雄。

【解析】

沉微脉为元气大伤的脉象，多见于久泄久痢、过汗、妇人崩中漏下，或热病误用下法，导致阴伤，治疗当以扶助正气为主，如果兼有表邪，亦当和解。有形之血难以促生，无形之气所当急固，因此补血还需从补气入手。此外，气为血之母，两者相互资生。所以，补血之药还需与补气之药物合用。脾胃为气血生化之源，如果脾胃虚弱，则气血生化无源，必致血气亏少。再者，气血大亏，容易导致脾胃虚寒不运，故治疗还须温运脾土。常用方药有选要十宝汤、寇氏伏龙肝散、局方三建汤。

【原文】

沉细之脉，气少体弱，带紧神劳，滑致①僵仆。僵仆因痰，神劳痛作，紧宜治血，参芪术托，熟地黄归，苁蓉桂酌②，茯草防风，五味敛约③。如或滑促，痰火灼烁，治宜清理，半扶半削④，加夏橘红，紫苏厚朴，消火丹皮，生地白芍。治血妄行，生磨犀角，补气行痰，降火之药。

【提要】

此段文字阐述沉细脉的主证、治法和用药。

【注释】

①致：导致。

②酌：认真考虑。

③敛约：收敛约束。

④削：攻邪。

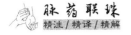

【译文】

沉细脉象，说明气血衰少，体质虚弱。如果兼有紧脉，说明劳神太过；如果兼有滑脉，将会出现僵仆。僵仆发生多因为痰邪，劳神容易引起疼痛发作，脉紧应当治血，可用人参、黄芪、白术、熟地、山萸肉、当归，肉苁蓉、肉桂可以酌情使用，加入茯苓、甘草、防风，加入五味子可以敛阴。如果脉象兼夹滑促，说明有痰火内蕴，治疗应当清火疏理，扶正祛邪同用，加入半夏、橘红、紫苏、厚朴，再加丹皮、生地、赤芍清火热。治疗血液妄行，可用生犀牛角（现用水牛角代替）磨汁加入，再配合补气化痰降火的药物。

【解析】

脉象沉细，说明气衰血少，气衰容易生寒生痰，血虚容易生火。临床上当根据脉象兼紧或兼滑促，判定疾病的寒热虚实，从而决定治疗方法。如果脉象沉细紧，说明气血亏少兼有虚寒，症见气短懒言、神疲乏力、头晕眼花、四肢不举、筋骨疼痛、纳差、身寒、大便溏泄、舌淡苔白，治疗应该补益气血，温阳散寒，可用八珍汤、人参养荣汤加减，常用药物有人参、黄芪、白术、熟地、山萸肉、当归等。如果脉象沉细兼有滑促，说明痰火内结。症可见咳喘气急，面赤，痰黄黏稠，口干咽痛，头面汗出，手足心热，舌质暗红，舌苔黄腻。此火非实火，乃阴虚生热，苦寒之品应当慎用，可用生地、赤芍、丹皮以清其热。痰的形成为津液停聚所致，气虚或气滞皆可产生痰邪。因此，化痰不仅要疏理气机，还要益气。化痰可用二陈汤、半夏厚朴汤、黄连温胆汤。

【原文】

沉濡亡血，致①有冷痹，下部②有热，小便不利，冷痹宜温，归芍熟地，肉桂川芎，参芪助气。小便闭淋，滋阴得济③，石斛丹皮，麦冬五味，草稍木香，苓术湿利，山药健脾，鹿胶合剂，阿胶和血，滋肾养肺。

【提要】

此段文字阐述沉濡脉的主证、治法和用药。

【注释】

①致：导致。

②下部：指肾和膀胱。

③济：对事情有益。

【译文】

沉濡脉象说明有失血，导致冷痹的发生，因为肾和膀胱有热，出现小便不利，治疗冷痹应该采用温法，可用药物有当归、白芍、熟地、肉桂、川芎，人参、黄芪补气以协助。小便涩痛不利或不通，滋阴治疗有效，可用石斛、丹皮、麦冬、五味子、甘草梢、木香，茯苓、白术能除湿，山药具有健运脾胃的作用，鹿角胶可以加入，阿胶能养血，诸药合用能滋养肺肾。

【解析】

沉濡脉象说明血虚气少。经脉气血不足，不能温养筋骨，

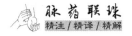

故常出现肢体麻木，冷痛不仁，此血虚寒凝之证，治疗应当补益气血，温通经脉。方可用人参养荣汤、黄芪益损汤加减。肝主藏血，肾主藏精，肝血不足，容易导致肾阴亏损，虚火妄动。血虚气寒，容易导致脾土不运、命门火衰。中焦湿邪夹热下流，阻遏膀胱气化，因此出现小便涩痛不利或不通，治疗当益气健脾除湿、养血滋阴清火。可用前方合用六味地黄丸，加入鹿角胶、阿胶之品补肾精，正如叶天士所言"血肉有情之品最补肾精"。

【原文】

沉弱虚极，气亏血竭，寸见阳衰，尺见精绝。救弱之法，惟有补益，扶阳补气，救阴滋血，阴阳平补，四君四物，十全大补，建中选择，变易①之法，熟地巴戟，山药萸苓，小茴牛膝，杜仲五味，苁蓉润泽，远志菖蒲，枸杞枣蜜，鹿角胶霜，故纸②补益，柏仁菟丝，地苓得力。

【提要】

此段文字阐述沉弱脉的主证、治法和用药。

【注释】

①变易：变通。

②故纸：药名，破故纸，又称补骨脂。

【译文】

沉弱的脉象，说明身体虚弱到了极点，气血亏竭，沉弱脉象见于寸部，说明阳气衰尽，沉弱脉象见于尺部，说明肾精枯竭。治疗的方法只有补益，扶助阳气，滋养阴血，使阴阳得到平衡补益，可用四君子汤、四物汤、十全大补汤、建中汤也可选用，根据实际病情变通运用。可用药物有熟地、巴戟天、山药、山茱肉、茯苓、小茴香、牛膝、杜仲、五味子、肉苁蓉、远志、石菖蒲、枸杞、大枣、蜂蜜，加上鹿角胶、补骨脂、柏子仁、菟丝子共奏补益之功。

【解析】

沉弱脉象，多见于大病久病之后，已成虚劳之证，患者气血阴阳俱亏损，五脏平衡失调。再者，体虚之人，容易感受外邪，往往形成正虚邪实之证候。临床上，不管有无兼杂邪气，但见此脉，就应该补益正气。对于人体来讲，正气不过气和血，而气血生化之源头在脾胃。因此，可用四君子汤补脾益气，用四物汤养血和血。肺气虚者，可加黄芪；肾精不足，可加阿胶、肉苁蓉、鹿角胶；如果肾阳衰弱，需用附子、肉桂；如果阴虚有热，可加盐黄柏、知母、丹皮、生地；如果心肾不交，心火偏盛，可加黄连、栀子；如果肝血不足，肝失条畅，可加白芍、佛手、香附；如果血虚风动，可加天麻、钩藤、石决明、珍珠母。

【原文】

沉本①无虚，肥人亦有，不为伤暑，气亏精走，脚弱喘促，胃弱致呕，补中益气，扶土为首，参术芪苓，归芍麦偶②，熟地茯神，桔半草友③，五味莲肉，怀山甘枸，远志枣仁，麝沉香诱，附子苁蓉，鹿茸用牡，或益牛膝，下行不

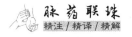

苟④，调理阴阳，精神抖擞⑤。

【提要】

此段文字阐述沉虚脉的主证、治法和用药。

【注释】

①本：原来。

②偶：配伍。

③友：配合使用。

④不苟：不随便，不马虎。

⑤抖擞：振作，奋发。

【译文】

沉脉本无虚证，肥胖的人也可以见到。不是因为被暑邪所伤，精气亏损，症见脚软无力，呼吸喘促，胃气虚弱引起呕吐，可用补中益气治法，扶助脾土是首要的，药物有人参、白术、黄芪、茯苓、当归、芍药、麦冬、熟地、茯神、桔梗、半夏、甘草配伍，再加上五味子、莲子肉、怀山药、枸杞子、远志、酸枣仁、麝香、沉香、附子、肉苁蓉，鹿茸需用牡的，引药下行之作用强，诸药合用能调理阴阳，精神自然就振奋起来了。

【解析】

沉脉的出现未必就说明是虚证，当看兼夹的脉象如何，方可决定虚实。这在前面的条文论述中多有阐述。常言道："胖人多痰。"肥胖的人，痰湿较重，原因在于脾胃气弱，不能健运，故生痰浊。气虚无力鼓动血脉，故可见沉脉。治疗应该健脾化痰，脾胃运化，则痰湿不生。夏日暑邪伤人，多损伤脾胃之气，形成暑热困阻中焦之证候，治疗应当健脾化湿，兼清暑热，方药可用东垣清暑益气汤，可用的清暑药物有香薷、藿香、赤茯苓、滑石。如果沉脉见于大病久病之后，精气亏损之人，症见脚软筋疲、神衰气弱之象，则非峻补不可，既要补后天脾胃以使气血生化有源，又要填补肾精以固生生之本。可用方药有万氏旋神饮、集验鹿茸丸。

【原文】

沉牢怪脉，脱精败血，寒热相搏^①，或满或急，妇人半产^②，治宜分别^③。半产崩漏，当归艾叶，熟地阿胶，芎芍芪炙。败精症者，川乌巴戟，故纸茯苓，怀山白术，苁蓉草薢，石斛白蒺，肉桂桃仁，并追^④寒湿，或加吴萸，川椒狗脊，龟鹿二胶，麦冬回脉，丸用天真，或堪^⑤避厄^⑥。

【提要】

此段文字阐述沉牢脉的主证、治法和用药。

【注释】

①相搏：相互错杂胶结。搏，通抟，音读团。

②半产：早产或流产。

③分别：区分对待。

④并追：一起祛除。

⑤或堪：或许能够。堪，能够。

⑥避厄：躲避危难。

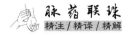

【译文】

沉牢的脉象指下感觉很奇怪，多提示精血衰败，寒热错杂胶结，脉象有时充满，有时急促，妇人小产或流产也多见此脉，治疗应该区分对待。对于妇人小产、流产或崩漏，治疗药物可用当归、艾叶、熟地、阿胶、川芎、芍药、炙黄芪。对于精血败伤的病证，需用川乌、巴戟天、补骨脂、茯苓、怀山药、白术、肉苁蓉、萆薢、石斛、白蒺藜、肉桂、桃仁，诸药合用祛除寒湿，或再加上吴茱萸、川椒、金毛狗脊、龟角胶、鹿角胶、麦冬以回阳复脉，丸药可用天真丸，或许能够渡过劫难。

【解析】

对牢脉的切得通常要求推筋着骨，指下感觉如按石础而中混混然有脉。见此脉象，说明患者精血衰败，所幸虚阳潜伏未绝，或许还有求生之机。治疗当峻补精血，扶阳益阴。对于此阴阳俱损的病症，用药要求补阴而不腻，温阳而不燥，可用天真丸合用龟鹿二仙胶。如果妇人半产漏下，见此脉象，治疗应当和经益血，宣达营卫，气血充盈则脉沉自起。可用胶艾四物汤，加蜜炙黄芪，宜加重用量。如果肾中精气素来亏损，又感受寒湿，气血凝滞，治疗应当补肾填精、散寒除湿、温阳通脉，初服可用汤药，待病情稳定，脉象有起色时，还需换成丸药，长期服用，缓缓调治，所谓"丸者，缓也"，与此等虚损证候正相宜。

【原文】

沉动阴虚，时时^①发热，或惊或痛，四肢挛厥^②，阴阳不和，治宜解结③。当归芍药，草苏芎桔，半夏青陈，乌药二枳④，槟榔大腹，木香磨汁。虚有汗者，黄芪补益，防风茯苓，牡蛎白术，若或⑤是虫，脉带曲屈，妙应⑥杀虫，黑丑鹤虱，雷丸槟榔，贯众大戟，轻粉大黄，使君黑锡，苦楝根行，茴香疝截，或加川椒，芫荑干漆，皂角煎丸，雄黄衣赤。一补一下，治法迥别，学者慎之，道难尽笔。

【提要】

此段文字阐述沉动脉的主证、治法和用药。

【注释】

①时时：经常。

②挛厥：挛，拘急。厥，手足逆冷。

③解结：疏解郁结。

④二枳：枳实、枳壳。

⑤若或：如果。

⑥妙应：妙应丸。

【译文】

沉动的脉象主阴虚证，症见经常发热，或者出现易惊，或者出现疼痛，阴阳不调和，治疗应该疏解郁结。可用药物有：当归、芍药、甘草、紫苏、川芎、桔梗、半夏、青皮、陈皮、乌药、枳实、枳壳、槟榔、大腹皮、木香磨汁使用。如果出现表虚有汗，加用黄芪补益卫表，配合防风、茯苓、牡蛎、白术，如果因为虫积，脉象带有屈曲的感觉，治疗用妙应丸杀虫，可用黑丑、鹤虱、雷丸、槟榔，贯众、大戟、轻粉、大

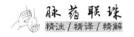

黄、使君子、黑锡、苦楝根，茴香治疗疝气，再加上川椒、芜荑、干漆、皂角煎丸、雄黄衣。此一补一下，治法完全不同，初学的人应该认真体会，医道深奥精妙难以用笔完全表达出来。

【解析】

大凡临床见到沉动的脉象，当从脉搏有力无力进行分辨。如果脉象沉动无力，见于寸部，说明肺气虚，卫表不固，患者当见汗出之症，治疗应该补益肺卫，方药可用玉屏风散加减；如果脉象沉动无力，见于尺部，说明肾阴虚，虚火上扰，患者当见发热之症。阴阳不调和，故见脉动，正如张仲景言：阴阳相搏曰动。治疗应当滋阴泻火，方药可用四物汤加黄柏、知母，六味地黄丸加减。如果脉沉动无力，见于关部，症见胸腹满闷，疼痛，肢体拘急不温，说明中焦脾虚气滞，肝脾不和，治疗应该健脾理气、养肝理肝，方药可用局方流气饮子配合四物汤。如果脉沉动有力，症见腹痛有包块，此为虫积证，治疗应当杀虫下积。

【原文】

沉部无散，散原①在浮，沉中浮取，荡漾②可求。浮中之散，柳絮风流③，沉中之散，水溜④鱼游。人得此脉，大命难留，五脏不禁⑤，四肢不收，面青鼻黑，夜半魂游，稍尽人意，辽参汤投。

【提要】

此段文字阐述沉散脉的主证、治法和用药。

【注释】

①原：本来，原来。

②荡漾：水波一起一伏地动。

③风流：随风漂流。

④水溜：顺着滑行。

⑤不禁：不耐用。

【译文】

沉部应当不见散脉，散脉本来在浮部，沉部浮取，指下如水波一起一伏地动，此为散脉，浮部的散脉，指下如柳絮随风飘流；沉部散脉，指下感觉如小鱼顺着水滑行向下。患者如果见到此种脉象，生命垂危，五脏不能耐用了，手足散开不能收拢，面部青色，鼻部色黑，夜半神魂不能守舍，只能投以辽参汤，稍尽人意了。

【解析】

散脉不论见于浮部还是沉部，都是气血衰败、脏腑衰竭之象，临床但凡见此脉象，均提示预后不良。

【原文】

沉伏邪闭，先候①人迎，寒暑湿热，霍乱转筋②。治宜和解，扶土安神，夏陈白术，藿朴枳槟，桂姜甘草，除湿和经，川芎香附，羌独苍增。恶气郁者，檀麝冰沉③，荜茇诃子，犀角硃丁④，乳木安息，苏合油真，驱邪辟恶，救急通灵。

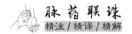

【提要】

此段文字阐述沉伏脉的主证、治法和用药。

【注释】

①候：诊查。

②转筋：俗名"抽筋"，多指腓肠肌挛急，是津液脱失的一种症状。

③冰沉：冰片、沉香。

④硃丁：朱砂、丁香。

【译文】

沉伏脉象主邪气闭郁之证，先诊查人迎脉象（排除阳明热厥之证），多见于内在寒湿与外在暑热相结，出现上吐下泻、挥霍缭乱、小腿肚抽筋的症状。治疗应该和解，扶助脾土，安定神志，药物可用半夏、陈皮、白术、藿香、厚朴、枳实、槟榔、肉桂、干姜、甘草，这些药物合用能够祛除湿邪、调和经脉，加上川芎、香附、羌活、独活、苍术。如果有恶浊邪气郁闭，可加檀香、麝香、冰片、沉香、荜茇、诃子、犀牛角、朱砂、丁香、乳香、木香、安息香、苏合油，诸药合用去除恶浊邪气，救急有效。

【解析】

脉见沉伏、当分伤寒阳明证、霍乱、中恶来看。如果在外感伤寒的病变发展过程中，出现脉沉伏，搏动有力，症见心烦、口渴、喜饮冷、腹满、不大便、四肢指头不温、手足心热、身无汗，或畏冷，此热邪郁结阳明胃腑、气机郁闭。治疗应当通腑泄热。如果是夏季暑热当令之时节，因为贪凉饮冷损伤太阴脾土，导致寒湿内着，暑邪侵入太阴与之相结，气机郁闭。症可见腹闷痛，上吐下泻、挥霍缭乱、小腿肚抽筋的症状。治疗不能以为火郁而发越，需要和解，可以升阳健脾、理气除湿、调和经脉，兼清解暑热。方药可用济生大正气散加减。如果感受恶浊邪气，闭阻心包，蒙蔽心神，脉象也可见沉伏，此为重证，治疗当用芳香药物祛秽化浊、开窍醒神，方药可用苏合香丸加减。

【原文】

沉短气滞，阴中伏阳，七情郁结，秋日无妨①。治须调理，寸尺弱强，寸短有力，气结阻殃②，陈皮厚朴，乌药草苍，砂仁白蔻，檀藿木香，丁皮半夏，参补为良。尺短腹痛，消导何妨，青皮葡子③，广茂槟榔，麦芽神曲，枳橘茴香，菖蒲故纸，澄茄可襄④。尺寸无力，六君子扬，补气调理，加减相当⑤。

【提要】

此段文字阐述沉短脉的主证、治法和用药。

【注释】

①无妨：没有妨碍。
②殃：使受损害。
③葡子：萝卜子，又称莱菔子。葡，同卜。
④襄：帮助。

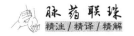

⑤相当：适宜，合适。

【译文】

沉短脉象说明有气机郁滞，阳气伏藏于阴中，情志郁结，秋季没有什么妨碍，治疗需要调理，诊查寸部和尺部脉搏强弱。如果寸部脉象短而有力，这是气机郁结引起的损害，药物可用陈皮、厚朴、乌药、甘草、苍术、砂仁、白蔻仁、檀香、藿香、木香、丁香、陈皮、半夏，加入人参补益较好。如果尺部脉象短而有力，患者可见腹痛，运用消导治法没有什么问题，可用青皮、莱菔子、广茂槟榔、麦芽、神曲、枳实、橘皮、小茴香、石菖蒲、补骨脂，荜澄茄可以佐助。如果寸部和尺部脉象沉短无力，可用六君子汤，补气调理，根据病情适宜加减化裁。

【解析】

脉沉短说明内有积滞，气机阻滞。多由于气弱不能运化导致积滞内生，积滞这种病理产物，会成为新的致病邪气阻遏气机，进而影响气机运化。故此病的病理关键在于气虚、气滞、积滞，治疗方法为补气、理气、化积。补气需健脾，方药可用四君子汤、六君子汤加减；理气需用辛苦温，辛能开能散，温能通，苦能降泻，辛苦合用能开通痞结气机；积滞有寒、热、痰、湿、食、瘀诸种，当分别论治。寒积当温，可用肉桂、吴茱萸、小茴香之类的药物；热积当清，可用栀子、黄芩、黄连；痰积当化，可用半夏、陈皮、茯苓、南星、川贝、浙贝等；食积当消，可用神曲、山楂、麦芽；瘀积当攻，可用桃仁、红花、当归、血竭、土鳖虫等。

【原文】

沉促之脉，内热炎炎^①，不为瘀积，亦发狂斑。治宜清热，凉血为先，归芍生地，栀子黄连，石膏荆芥，升麻芩兼^②，丹青皮草，知柏合煎。发斑外症，解毒求痊^③，犀角青黛，元参芦尖。或多积者，宜下通宣，大黄生熟，轻重加添。大病之后，此脉不便^④，滋阴二地，二冬参全，促日见急，难保延年。

【提要】

此段文字阐述沉促脉的主证、治法和用药。

【注释】

①炎炎：火势旺盛的样子。

②兼：同时具有。

③痊：病愈。

④不便：不适宜。

【译文】

沉促的脉象，说明身体内热很盛，如果不与有形实邪结聚，也会发生躁狂、斑疹。治疗应当清热，凉血是首要的，药物可用当归、生地、栀子、黄连、石膏、荆芥、升麻、黄芩、丹皮、青皮、甘草，加上知母、黄柏一起煎煮。如果有发斑这样的外在症状，需要清热解毒才能治愈，可用犀角、青黛、玄参、芦根，或者内有积滞相结，治疗应当通腑泻下、开

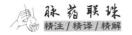

通气机，生熟大黄可根据病情轻重加入运用。大病之后，见到此脉象是不适宜的，当用生地、熟地滋阴，再合用天冬、麦冬、人参方可保全，如果脉促之象日渐急迫，预示性命难保。

【解析】

脉象沉促提示内热炽盛，邪热或郁闭气机，或内结阳明胃腑，或上扰心神，蒙蔽心包，或侵入血分，迫血妄行，或肝肾阴伤，虚风内动。症见心烦、口渴、饮冷、腹痛、小便数、大便闭、呕吐气逆、口舌糜烂、鼻衄、便血、皮肤斑疹、狂躁谵语或生痈疽，脉象滑数有力，舌红或绛、苔黄腻干燥或焦黑。如果兼有外感邪气，还可见恶寒、发热、头项强痛等表证。治疗当分别来论，有表证需要发散，可用荆芥、防风等；里热盛于阳明经气分，当以白虎汤清之；邪热化毒，加入清热解毒的苦寒药物；邪热与胃肠燥屎相结，可用承气汤泻下；热入营分，扰乱心神，可用犀角地黄汤，热蒙心包，可加用安宫牛黄丸；热邪入血分，如叶天士所言"恐耗血动血，直需凉血散血"，可加生地、赤芍、丹皮、地榆、大小蓟；邪热炽盛，容易损耗肝肾之阴，引动内风，可用三甲复脉汤、大定风珠加减。大病之后，如见脉沉促无力，或见散乱无根，此精血衰败、虚阳将脱之候，命不久矣，可以二冬、二地、人参为汤，尽人事听天命。

【原文】

沉结阴积，痰饮血滞，缓而歇止，其脉便是，去积宣通，此为正治①。理气导痰，南星枳利，草夏陈皮，丁木香继，砂仁白蔻，香附开闭，青朴归芍，参术补气，神曲茯苓，升葛提剂②，苍术地榆，姜桂协济③，补泻同施，医家留意。

【提要】

此段文字阐述沉结脉的主证、治法和用药。

【注释】

①正治：正确的治疗。

②提剂：升提的药物。

③协济：协同帮助。

【译文】

沉结脉象说明积滞郁结阴分，多为痰饮、瘀血，脉象缓而间有停顿，这就是结脉，应当祛除积滞、宣通气机，这是正确的治疗。理气化痰，可用天南星、枳实、甘草、半夏、陈皮、丁香、木香、砂仁、白豆蔻、香附以开通气机郁闭，再加上青皮、厚朴、当归、白芍、人参、白术补气，加神曲、茯苓、升麻、葛根升提的药物，加苍术、地榆、干姜、肉桂来协助，补法和泻法同时运用，医生应当留意。

【解析】

结脉之象，脉搏往来缓慢，且止歇无定。今脉见沉结无力，必是正气虚弱，痰瘀内停，气机闭阻所致。此为虚实夹杂之证候，治疗当补，又当泻。如果只补虚，不化痰消瘀、开通气机，则不仅达不到补益正气的目的，反而加重气机壅塞，助

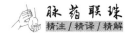

邪伤身；如果只是泻痰逐瘀、宣通气机，则会加重正虚，恐生他变。因此，临床上要视患者体质而定治疗方案，如果体质尚可，能耐受攻伐，可以先泻痰瘀，后补正虚；如果体质虚弱，不耐攻伐，可先补其虚，后攻其实，或者攻补兼施，根据病情实际有所偏重。

【原文】

沉代之脉，至数先求，五十止歇，不治自瘳①。四十止歇，四载春忧。三十止者，三载春愁。二十定歇，两载夏休。十五一止，期年③仙游②。十数内止，论日断谋，何脏先病，逢克则囚④。此等脉见，大命难留。

【提要】

此段文字阐述沉代脉的主证、治法和用药。

【注释】

①瘳：读音抽，作病愈解。

②仙游：死亡。

③期年：预定的年份。

④囚：被拘禁。

【译文】

出现沉代的脉象，当先切得脉率，如果脉搏五十而停顿一次，不需要治疗，不久会自愈。如果脉搏四十而停顿一次，第四年春季就有性命之忧。如果脉搏三十而停顿一次，第三年春季就有薄命之愁。如果脉搏二十而停顿一次，第二年夏季就有难保性命了。如果脉搏十五而停顿一次，那么必定活不过预定的年份。如果脉搏十以内而停顿一次，死亡之期就要论日来定数了，看哪一脏先病，如遇相克的日子必死。大凡见到此种脉象，性命难以保留。

【解析】

代脉之象，脉至止歇，定数不乱，意思是说，脉搏动过程中停顿有规律。代者，一脏无气而他脏代之。脉见沉代，说明气血衰败，胃气枯竭，阴阳将绝。至于预后判断，当视年份、时日与脾胃之间的生克而定。中医认为，年份、时日、脏腑与五行之间均有对应归属关系。五行之中，木能克土，火能生土。五脏之中，脾胃属土，肾属水。年份时日与五行也有配属，如春季属木、夏季属火。因此，遇见与脾土相克的春季或时日，就会加重脾胃的损伤，以绝后天之本；遇见与肾水相克的夏季或时日，就会加重肾水的亏耗，以竭先天之本。先后天之本俱亡，性命难保。

三、迟脉部（无数，共计二十七脉，而革牢合一诀，盖缘浮则为革，沉者为牢故也）

【原文】

迟脉为寒，血凝气少，人迎浮应①，其寒在表。附子桂心，芪术姜枣，芎归茯苓，熟地益②好，重用防风。表寒一

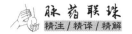

扫③。头痛加芷，熟艾宣道④，苍术吴萸，加参椒炒。临时调济⑤，心灵技巧。

【提要】

此段文字阐述迟脉的主证、治法和用药。

【注释】

①应：切诊得到。

②益：添加。

③扫：扫除。

④宣道：宣通脉道。

⑤调济：调整增加。

【译文】

迟脉主寒证，阳气不足，血寒凝滞，切得人迎脉浮，为寒邪在肌表。药可用附子、桂心、黄芪、白术、生姜、大枣、川芎、茯苓，熟地加入更好，重用防风。诸药合用，使在表的寒邪得以扫除。如有头痛，可加白芷、熟艾叶以宣通经脉，再加苍术、吴茱萸、人参、炒花椒。根据病情临时调整增加，需要医生用心思量。

【解析】

条文中所言病证，在内阳气不足，无力鼓动血行，在外有寒邪侵袭，阳气郁遏，内外交困，故血行迟滞，脉见迟象。人迎主表，既有表邪，人迎脉当浮。治疗当扶阳益气，解表散寒，养血通脉。方用桂枝汤合四君子、四物汤，再加附子、苍术、吴茱萸、炒花椒等药物以温阳散寒，重用防风以解除表邪。临床见此等阳虚血弱之体外感寒邪，切不可用麻黄，倘若误用，必生危变。

【原文】

迟浮寒得，亦成于风，风寒相搏，呃逆冲冲①。宜温宜散，姜附温中，羌活茴术，上下疏通。心下痞满，气口必隆②，桂枝白术，草茯和融③。肺寒塞者，麻独防风，紫菀五味，防己天雄，秦艽椒菊，山药黄逢④，细辛贯众，杜仲归芎、参芪肉桂，草石膏从。疾兼药众，散号八风⑤，临时抽换，大格为宗⑥。

【提要】

此段文字阐述迟浮脉的主证、治法和用药。

【注释】

①冲冲：气机逆上的样子。

②隆：形容盛大。

③融：形容和睦。

④逢：遇到。

⑤八风：八方之风。吕不韦所撰《吕氏春秋》言：八风者，盖风以应四时，起于八方，而性亦八变。

⑥宗：尊奉。

【译文】

迟浮脉象因寒而得，也因为受了风邪，风寒二气相合侵入人体，症见呃逆频频，治疗应温散，可用干姜、附子温暖中焦，加羌活、茴香、白术，上下疏通气机。若症见心下胃脘痞满不舒，气口脉必盛大，药可用桂枝、白术、甘草、茯苓。如果肺气为寒邪壅塞，可用麻黄、独活、防风、紫菀、五味子、防己、天雄、秦艽、炒花椒、菊花、山药、吴茱萸合用，再加上细辛、贯众、杜仲、当归、川芎、人参、黄芪、肉桂、甘草、石膏。治疗疾病涉及的药物很多，可分别对应八方之风，要根据病情加减变换，尊奉一般治疗原则。

【解析】

脉迟主寒，脉浮主风，浮迟并见，当有先后之分。大凡诊脉，轻取候脉，方及皮毛则见脉而不显至数，此为浮；稍重取而明四至以下，此为迟，这是临床可见的浮迟脉象，浮脉为主，迟脉为宾。治疗当先祛在表之风寒，再理内寒。如果手指候脉于皮毛之间，得脉已见三至，此为迟，皮毛间切得，此为浮，这是迟浮的脉象。迟脉为主，浮脉为宾。治疗应当先理内寒，再散表邪。临床上，医生当认真区分浮迟和迟浮两种脉象的区别。可用方药有羌活附子汤、金匮苓桂术甘汤、千金八风防风散。

【原文】

迟脉阴象，兼沉里伤，有力是积，无力虚殃①。有积腹痛，绞结非常，人参姜附，归草硝黄，寒热并进，古哲奇方。迟沉无力，前药更张②，硝黄并去，用术丁香，丁皮陈朴，阴甚服良。加芪肉桂，熟地劻勷③，扶羸救弱，黄雌鸡汤。

【提要】

此段文字阐述迟沉脉的主证、治法和用药。

【注释】

①殃：使受损害。

②更张：更换。

③劻勷：劻，读音匡。勷，读音攘。劻勷，意思为辅佐，帮助。

【译文】

迟脉是属阴的脉象，如同时见沉脉，说明里有所伤，脉搏有力为积伤，脉搏无力为虚损。有积滞当见腹痛绞结剧烈，药可用人参、干姜、附子、当归、甘草、芒硝、大黄，寒药和热药一起使用，此医学前辈留下的妙方。如脉迟沉无力，前方不可用，需要去掉芒硝、大黄，加用白术、丁香、丁皮、陈皮、厚朴，阴寒重证尤其适合。再加上黄芪、肉桂、熟地辅助，强壮补虚可服用黄雌鸡汤。

【解析】

迟脉主寒为主，沉脉主里为宾。迟沉并见说明里有虚寒，如果脉搏有力，说明内有积滞壅塞，此虚实夹杂、寒热错杂之证候，治疗当温中下积，使积滞扫除则气机得开，阳气得以敷布，脉沉自起，迟寒消散。故临床用大黄、芒硝荡涤积滞，佐以人参、当归、干姜、附子扶阳暖脏，扶正祛邪兼得。如果脉迟沉无力，说明阳气不足，内有虚寒，气机凝滞。气虚导致血虚，气滞导致血瘀。故治宜补益阳气，还需开通气机、养血理血。大黄、芒硝性寒凉，与此病机不符合，故不可用。可以四君子汤之甘温扶助脾气，再加辛苦温之药物开通气机，使通中有补则不虚，补中有通则不滞。常用药物有白术、肉桂、丁香、陈皮、厚朴。

【原文】

迟滑蓄饮，正气不充①，腹胁膨胀，郁滞宜攻，久郁化热，口臭牙风②。治先疏理，枳朴宽胸，猪苓泽泻，半夏橘红，前胡芍药，旋覆花从。内气弱者，参术补中，茯苓肉桂，甘草姜通，加沉香附，丁蔻通融。

【提要】

此段文字阐述迟滑脉的主证、治法和用药。

【注释】

①不充：不盛满。
②牙风：牙龈肿痛。

【译文】

迟滑脉象说明有痰饮停留，正气不充满，症见胸腹两胁胀满，气机郁滞，治疗应采用攻法，痰饮久郁易化生火热，引起口臭、牙龈肿痛。治疗应先疏理气机，药可用枳实、厚朴以宽胸，加猪苓、泽泻、半夏、橘皮、前胡、芍药、旋覆花。如果内气虚弱，可加人参、白术补益脾土，加茯苓、肉桂、甘草、生姜以开通气机，再加沉香、香附、丁香、肉豆蔻佐助。

【解析】

脉象迟滑主寒饮，多见于贪凉喜冷之人，损伤阳气，津液不化而成痰饮。痰饮停留在脏腑、胸胁、脘腹之间，阻塞阳气，故脉见迟滑。治疗应该化痰逐饮，开通气机，扶助阳气。正所谓：病痰饮者，当以温药和之。临床上，当分脉搏有力无力论治，如果脉搏有力，当先化痰逐饮，理气开郁，再行补益阳气，或攻补兼施，以攻为主；如果脉搏无力，当先以人参、白术、茯苓、干姜、肉桂补正温中，再加丁香、沉香、枳实、半夏、陈皮、厚朴、猪苓等理气化痰逐饮。方药可用王海藏的五饮汤加减。

【原文】

迟涩之脉，血少瘀窠①，精伤痿痹，枯槁沉疴②。先宜补血，二地须多，人参归芍，山药芪和，术芪陈茯，远志除疴，蘆茹③鲗骨④，枯症能瘥⑤。纵有瘀积，缓缓消磨，更须自养，服饵休讹⑥，少失调养，神手无何⑦。

【提要】

此段文字阐述迟涩脉的主证、治法和用药。

【注释】

①窠：洞穴。
②沉疴：危重疾病。
③蘆茹：茜草。
④鲗骨：乌贼骨。

⑤瘥：痊愈。

⑥讹：错误。

⑦无何：没有办法。

【译文】

迟涩的脉象，说明机体精血亏少，瘀血留着，由于肾精耗伤而出现肢体痿软、疼痛不仁、身体瘦削，这是比较危重的病症，治疗应当先补精血，用大剂量的生地、熟地，加上人参、当归、白芍、山药、山萸肉、白术、黄芪、陈皮、茯苓、远志，诸药合用已解除疾苦，再加上茜草、乌贼骨，则虽为重证，也可痊愈。即便有瘀积，缓缓消磨它，另外还需自身调养，服用食饵不要出差错，稍微调养不当，即便是再高明的医生也没有办法救治了。

【解析】

脉迟说明血虚气寒，脉涩说明血行不畅。脉见迟涩，说明患者精血枯槁，气血衰败，可见气血阴阳俱亏损的症候。肾为先天之本，主藏精，脾胃为后天之本，化生气血，充养肾精。故治疗方法为以二地、乌贼骨、山萸肉补肾固精，以人参、白术、茯苓、山药补益脾胃，加当归、白芍养血理血，陈皮、远志、茜草活血理气，使先后天之本得固，加之细心饮食调养，则疾病期日可愈。方药可用人参养荣汤、大小建中汤加减。

【原文】

迟大寒疾，更看浮沉，浮是表寒，沉乃虚证，或为燥结，或为骨疼，寸大头胀，尺大湿淋，血虚气盛，土实①寒凝。治先温解，须认六经，三阳表证，姜桂杏仁，麻黄甘草，白芍人参。病在阴分②，附子细辛，川芎半量，五味茯苓，呕恶胀闷，水湿俱清。寒中夹热，加用黄芩。若或淋闭，汤用五苓。尺部独见，危症非轻。

【提要】

此段文字阐述迟大脉的主证、治法和用药。

【注释】

①土实：邪气困脾。

②阴分：三阴，即太阴、少阴、厥阴。

【译文】

迟大脉主寒证，还当看脉象浮沉，脉浮是表寒证，脉沉是里虚寒证，可能出现大便燥结，可能出现筋骨酸痛，如果寸部脉大，会出现头部胀痛，如果尺部脉大，会出现小便浑浊、淋沥不畅，此血虚兼有邪气盛，寒湿困脾，治当温解，但必须辨认六经，如是三阳经表证，药物可用生姜、桂枝、杏仁、麻黄、甘草、白芍、人参；如果病在三阴，可用附子、细辛，川芎用半量，加五味子、茯苓，诸药合用能消除呕恶、脘腹胀闷的症状，清除水湿邪气。如果寒中夹有热邪，可加用黄芩。如果出现小便滴沥不畅或全无，可用五苓散改作汤剂。如果迟大脉仅见于尺部，病情就很危重了。

【解析】

迟脉主寒、主血少，大脉主病进、主邪气盛。如果大脉见于寸部，说明邪气在上，故可见头疼，如果大脉见于尺部，说明邪气在下，可见膀胱气化不利的证候。脉象兼浮者，说明寒邪在三阳经在表，此血虚之体受之，故当以麻黄汤与桂枝汤合用，加人参补正气。如果脉兼沉象，说明正气不足，寒邪侵入三阴经，治疗当温散兼化在里之寒湿、瘀血，当用附子、细辛、茯苓、川芎。如果有热，此为少阳邪热，可加黄芩清泄。如果因为寒湿阻遏，三焦气化不利，膀胱失职，可用五苓散温阳化气。如果迟大脉象只见于尺部，不管脉搏有力无力，都是肾精衰败，邪气炽盛，疾病预后肯定不好。

【原文】

迟缓形同，缓长迟短，缓利迟滞，迟硬缓软。诊察此脉，内外深浅，外缓内迟，里寒不免①，若是表寒，外迟内缓。迟缓相兼，寒湿病伴，筋骨拘挛，手足痛潣②，治祛寒湿，附桂温暖，苓术参草，干姜散满。尺寸上下，头脚病管，若或头痛，芎芷一赶，脚气湿痹，苍术宜纂③，细辛藁本，羌独草断，当归活血，经络滞散。加减抽添，灵机宛转④。

【提要】

此段文字阐述迟缓脉的主证、治法和用药。

【注释】

①不免：不能免除。

②潣：同闷。

③纂：集中在一起。

④宛转：曲折，含蓄。

【译文】

迟脉和缓脉表面上看一样，但是，缓脉长，迟脉短，缓脉流利，迟脉涩滞，迟脉生硬，缓脉柔软。诊察到迟缓脉，要看内外深浅，如果外见脉缓，内见脉迟，体内必有寒，如果寒在表，当外见迟脉，内见缓脉。迟脉和缓脉兼夹，可以判断有寒湿为病，症见筋骨拘急挛缩，手足闷痛，治疗应该散寒湿，用附子、桂枝温阳散寒，茯苓、白术、人参、甘草、干姜散郁开满。诊察脉在寸部或尺部，可知病位在上或下，在头或在脚，如果头痛，加用川芎、白芷，如果脚肿疼痛，可加入苍术、细辛、藁本、羌活、独活、甘草，加入当归活血通络。方药加减，需要用心思量。

【解析】

迟脉和缓脉脉搏至数略同，但脉神有差异。迟脉一息三至，因为血少有寒，故脉短涩生硬；缓脉一息三至有余，因为有湿，故脉长流利而柔软。切脉有浮、中、沉三候，浮候迟而沉候缓，是外寒内湿，如若浮候缓而沉候迟，是外湿内寒。寒湿在表，温散可也，寒湿在里，需要温化。此外，诊脉还需根据所在寸关尺三部的不同，判断病位在上或在下。然后根据病位的不同，结合临床病情，添加相应药物。

【原文】

迟本无洪，来盛即是，心腹胁痛，热因①寒滞。宜疏②宜解③，勿作虚治。先去表寒，麻黄散利④，羌柴葛桔，三阳通

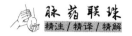

济⑤，芷芎芩草，苏叶下气，里热宜清，石膏合异。治法有
条⑥，医家会意。

【提要】

此段文字阐述迟洪脉的主证、治法和用药。

【注释】

①因：因为。

②疏：疏散。

③解：清解。

④利：猛烈。

⑤济：救助。

⑥有条：有秩序，有层次。

【译文】

迟脉本来没有洪象，即脉来盛大，症见心腹、两胁疼痛，
此为内热被寒邪郁滞。治疗应当疏散、清解，不要当作虚证治
疗。先去除在表的寒邪，用麻黄这样发散力强的药物，加上羌
活、柴胡、葛根、桔梗，太阳、少阳、阳明三经同治，再加上
白芷、川芎、黄芩、甘草，加苏叶下气，有里热应当清解，合
用辛寒性味的药物石膏。治病方法是有秩序有层次的，作为医
生要用心体会。

【解析】

脉迟主寒，属阴，脉洪主热，属阳，此一阴一阳之脉本不
当同见。今两脉同见，必是浮取见迟脉，沉取见洪脉，如此才

符合外寒内热的病机。寒邪在外，治当辛温发散，麻黄为太阳表药，柴胡为少阳表药，葛根为阳明表药，三药合用以解三阳表邪。邪热在里，郁闭于少阳、阳明，尚未与有形积滞相结，故可用黄芩、白芷、石膏以清解。方药可用升葛解肌汤加减。

【原文】

迟实寒积，胁胀呃逆，脉虽见寒，胃家①热郁。用桂香附，青陈藿枳，益智甘草，温中散结。若或行瘀，三棱莪术，胡索姜黄，草蔻宜入。调血归芍，木通利湿，赤茯丹皮，能清郁热，槟榔木香，破气最捷②，木瓜伐肝，健脾白术，更换抽添，临症选择。

【提要】

此段文字阐述迟实脉的主证、治法和用药。

【注释】

①胃家：包括胃、大肠、小肠。
②最捷：最快，最有效。

【译文】

迟实脉象主寒积，症可见胸胁胀满、呃逆频频，脉象虽显示是寒证，其实胃肠有郁热，药可用桂枝、香附、青皮、陈皮、藿香、枳实、益智仁、甘草，诸药合用能温暖中焦、开散郁结。如果需要活血化瘀，可加三棱、莪术、延胡索、片姜黄、草豆蔻。调血可加当归、白芍，加木通以利湿邪，加

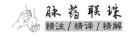

赤芍、茯苓、丹皮能解郁热，加槟榔、木香开破气机郁滞最快，加木瓜以泻肝脏，白术健脾，其他药物加减要视病情而定。

【解析】

脉见迟象，脉实非虚，说明此为寒湿内着、气血瘀滞之证。气机阻滞，阳郁不升，邪热内生，伏于阴分。寒湿困脾，运化失职，脾虚肝旺，木盛乘土，症可见腹痛拘急，治疗当温阳健脾、散寒除湿，兼理气和血。用桂枝、香附、青皮、陈皮、木香、藿香、枳实、片姜黄、草豆蔻辛温散寒除湿，开通气机，用益智仁、白术健运脾土，木瓜、白芍以柔肝木，当归养血，配合三棱、莪术、延胡索以活血止痛，赤芍、丹皮以清阴血伏热。方药可用七气汤、当归散加减。

【原文】

迟弦劳①脉，血弱乘风，满身疼痛，胁胀膨胸。治先补血，益气加功，当归熟地，参桂芪同，山萸枸杞，肝肾和融，茯神远志，苡枣仁从，羚羊角屑，心脾气通②。外邪欲却③，羌独防风，白术五味，山药川芎，木瓜疗痹④，筋脉舒松。

【提要】

此段文字阐述迟弦脉的主证、治法和用药。

【注释】

①劳：虚劳。
②通：宣通。

③却：去掉。

④痹：不通。

【译文】

迟弦的脉象主虚劳，气血虚弱的体质，又感受风邪，症见满身疼痛，胸胁胀满，治疗应当先补血，同时配以补气效果更好，可用当归、熟地、人参、肉桂、黄芪，加上山萸肉、枸杞补益肝肾，茯神、远志、薏苡仁、酸枣仁、羚羊角屑这些药物加入可以宣通心脾。欲去掉外邪，可用羌活、独活、防风、白术、五味子、山药、川芎，加入木瓜能治疗痹证，缓解筋骨疼痛，疏通筋脉。

【解析】

迟脉主寒主血少，弦脉主气郁主痛主肝。气血不足之人容易感受风邪，导致气滞血瘀，经脉闭阻不通，形成痹证，可见全身或肢体疼痛。如此之人，素来脾胃必虚弱，故气血化生无源，脾虚则心失所养，心神不安，可见失眠、多梦、心悸不宁等症；脾虚日久，必然导致肝肾亏损，症可见腰膝酸软、肢体无力、身体疲劳等。治疗当综合调理，补气血、养肝肾，调心脾，疏风通络，方药可用独活寄生汤、局方黄芪丸、滑氏补肝肾散加减。

【原文】

迟紧伤寒，阳弱气少，满身挛急，呕噁痛搅①，发表温经，调血宜早，麻黄附子，当归甘草，芍药桂枝，饴饧②姜枣，或加吴萸，细辛姜炒。回阳急救，加减须晓③，心细胆

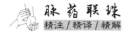

大，重剂始好。

【提要】

此段文字阐述迟紧脉的主证、治法和用药。

【注释】

①搅：扰乱。

②饴：饴糖。饧为饴糖的古籍别名。

③晓：知道。

【译文】

迟紧的脉象主伤寒，多因阳气虚弱，症见遍身拘急挛缩，呕恶，腹痛烦乱，治疗应当解除表邪、温通经络，调理血分应该早，可用麻黄、附子、当归、甘草、芍药、桂枝、饴糖、生姜、大枣，或者加入吴茱萸、生姜炒过的细辛。如果出现危重症，回阳救急，方药加减还需明白，心欲小而胆欲大，使用药量重些才好。

【解析】

迟脉和紧脉，皆属于阴脉，主寒证，两脉相合说明阴寒极盛。此为阳虚之体感受风寒，邪气直中三阴之证，阴寒太盛或许会格拒阳气于外，发生阳亡之危重症。症可见脉微细、巅顶头痛，神困但欲寐、满身疼痛拘急、恶心、呕吐涎沫清稀、腹冷痛剧烈等症状。治疗应当扶阳补正，温经解表。方药可用仲景麻黄附子甘草汤或局方当归建中汤加吴茱萸、细辛、炮姜。

【原文】

迟长有毒,阳盛夹寒,邪犯下体①,脚步蹒跚②。治先表散,风药同攒③,羌防苍术,附子可参,麻黄柏芷,咽痛僵蚕,升麻佛耳,芪草同煎,细辛可入,追散风顽。若发外症,凉暖并安,赤芍花粉,陈贝穿山,归尾皂刺,乳没同班④,银花合酒,肿痛消蠲⑤,脉迟因痛,勿作寒看。

【提要】

此段文字阐述迟长脉的主证、治法和用药。

【注释】

①下体:身体下半部。

②蹒跚:腿脚不灵便,走路一瘸一拐的样子。蹒,音盘。跚,音删。

③攒:集中。

④同班:放在一起。

⑤消蠲:除去,减免。蠲,通捐。

【译文】

迟长脉象说明内有毒邪,阳盛夹有寒,外邪侵犯身体下半部,而步履蹒跚。治疗宜先从表而散外邪,可以集中用风药,如羌活、防风、苍术,附子可加入,麻黄、黄柏、白芷,咽痛加僵蚕、升麻、佛手、黄芪、甘草,细辛可加入,以散除顽风之邪。若发于外,寒热并作,赤芍、花粉、陈皮、贝母、归尾、皂刺、乳香、没药一起用,银花合酒,肿痛可消。此脉迟是因痛所致,不能以寒来对待。

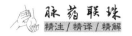

【解析】

此为阳热内伏，复为风寒邪气外束，邪热郁滞化毒，壅滞气机，攻窜流走，热毒结于上，可见头面肿，面生痤疖；热毒结于咽喉，可见咽喉肿痛；热毒结于关节，可见关节热痹；热毒结于经络，发于肌表，可见痈疔；热毒侵犯身半以下，可见下肢肿胀，行动不灵。治疗应当外散风寒邪气，内清热毒，散结消肿。需要注意的一点是，此处迟脉不能做寒来看，盖热毒内壅，气血瘀滞不通所致，使热毒得以解除，则血脉得以畅通，脉迟之象自然消失，医者不可不深察。方药可用仙方活命饮加减。

【原文】

迟芤之脉，瘀血内凝，或为淋闭，或为中崩①。消瘀生血，用药宜温，芎归白芍，熟地桂心。瘀多未下，莪术三棱，漆灰茜草，加用郁金。失血过多，补正人参，黄芪白术，陈草茯苓，荆芥侧柏，烧灰服灵②。若或救急，散用黑神。

【提要】

此段文字阐述迟芤脉的主证、治法和用药。

【注释】

①中崩：即崩中，指妇人崩漏，轻者为漏下，重者为崩中。
②灵：灵验。

【译文】

迟芤的脉象，说明瘀血凝结于内，或者引起小便淋沥不畅或全无，或者引起妇人崩中。治疗应当消瘀生血，应该用温热的药物，可用川芎、当归、白芍、熟地、桂心。如果瘀血多没有攻下，可用莪术、三棱、蜀漆灰、茜草，加用郁金。如果失血过多，需要扶助正气，可用人参、黄芪、白术、陈皮、茯苓、甘草，加入荆芥、侧柏叶两味药，烧灰服用效果好。如果解救急重证，可用黑神散。

【解析】

此言失血过多之人，瘀血凝结之证候。血虚气寒，血瘀非温不通，故治疗大法除了养血活血之外，还需加入官桂以调冷气，温通血脉。瘀血多者，还需加入理气破血之药物攻逐瘀血；瘀血停留，阻滞经络，血不归经，引起出血，需要止血。古人云：血见黑则止。故药物可用荆芥炭、侧柏炭。气血本亏，加上损耗，急需固其后天之本，故在养血活血止血的同时或之后，还需要调养脾胃，使气血化生有源。

【原文】

迟微虚寒，气血俱竭①，惟宜滋补，不用峻剂。远志茯神，参芪草炙，当归肉桂，枣仁心益，或利自汗，防风龙骨，熟地天冬，五味浮麦，附子可加，麻黄根节。败血伤精，致②得此脉，丸用斑龙，丹尝金液。

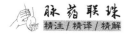

【提要】

此段文字阐述迟微脉的主证、治法和用药。

【注释】

①竭：尽。

②致：导致。

【译文】

迟微的脉象主虚寒证候，气血都严重亏损，只应该滋养补益，不能用峻猛的药。可用远志、茯神、人参、黄芪、炙甘草、当归、肉桂，加酸枣仁补益心神，如果有腹泻、自汗，可用防风、龙骨、熟地、天冬、五味子、浮小麦，附子可以加入，再加麻黄根节。精血败伤，导致有此脉象，可用斑龙丸、金液丹。

【解析】

此阳虚阴竭，气血衰败之证，多得之于过汗过下，或久病虚损。治疗应当缓缓滋补，但汤药性急，只能迅速控制病情，不宜长期调养，只有丸、散方能缓缓图治。汤药可用归脾汤、钱氏远志饮、济生黄芪汤。丸药可用斑龙丸，此药补益精血、填补真元。散剂可用金液丹，此药能补火以生土，使脾气充旺，则能化生气血，如此虚损之病症可望痊愈。

【原文】

迟细之脉，气弱神劳，五脏凝冷，饮食难消。除湿补火，疗治有条①，滋益②五脏，通理③三焦。远志熟地，山药黄交，杜仲枸杞，五味楮桃④，茴香牛膝，续断筋牢，菟丝巴戟，苁蓉酒浇。火衰精脱，丸用仙茅，柏霜⑤苍术，白茯宜饶⑥，车前利水，枸地均邀⑦。临症加减，笔难尽包⑧。

【提要】

此段文字阐述迟细脉的主证、治法和用药。

【注释】

①条：条理。

②滋益：滋养补益。

③通理：通调疏理。

④楮桃：又称楮树 [chǔshù]，构属植物的落叶乔木。楮，音除。

⑤柏霜：柏子仁霜。

⑥饶：增加。

⑦邀：加入。

⑧包：包括。

【译文】

迟细的脉象，说明气血虚弱，精神失养，五脏阳虚，寒凝气滞，饮食难以消化。治疗应当去除湿邪，补益真火，滋养补益五脏，通调疏理三焦。可用远志、熟地、山药、山萸肉、杜仲、枸杞、五味子、楮树叶、小茴香、牛膝，加入续断可以强筋，还有菟丝子、巴戟天、酒浇肉苁蓉。如果真精衰竭，真火欲灭，可用仙茅、柏子仁霜、苍术、白茯苓、具有利水功效的车前子、枸杞子一起做成丸药服用。至于方药加减用法，笔下难以全部概括。

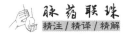

【解析】

此气血衰败、阴阳俱损之证，多由于男子脱精，女子带下，或房劳过度，或七情内伤，或病后失养所致。五脏虚冷，治疗当温补五脏，补火利湿。脾胃后天之本，气血化生之源，肾为先天之本，封藏肾精，真阴真火之宅，故对此类病证治疗定要固护此二根本，疾病或可有救。方药可用杨氏还少丹、圣济仙茅丸。

【原文】

迟濡之脉，微细相同，治先补血，于此异工。当归熟地，姜桂温中，涩精缓①肾，巴戟苁蓉，杜仲牛膝，淋沥收通②。真元亏损，当用鹿茸，起痿韭子，菟丝倍从③。若或遗漏，五子衍宗。

【提要】

此段文字阐述迟濡脉的主证、治法和用药。

【注释】

①缓：缓和。

②收通：收涩通畅。

③倍从：倍量加入。

【译文】

迟濡的脉象，与微细脉相同，治疗当先补血，这一点两者不同。可用当归、熟地、干姜、肉桂温暖中焦脾胃，固涩精气以缓肾脏虚损，再加巴戟天、肉苁蓉、杜仲、牛膝，则小便淋沥可以收涩畅通。真元亏损不足，应当用鹿茸，加韭菜子能起阳痿，菟丝子需加倍用量。如果男子遗精、女子漏下，可用五子衍宗丸治疗。

【解析】

此精血亏虚、阴阳俱损的证候，由于肾精不足，封藏失职，男子出现遗精白浊，女子出现崩漏；肾阳不足，命门火衰，膀胱气化不利，男子可见小便淋漓不尽，女子可见带下清稀量多；肾阳虚惫，火不暖土，脾阳必然不足，脾失健运则气血生化无源。治疗应当补肾填精，温暖脾土。方药可用五子衍宗丸《三因》韭子丸。

【原文】

迟弱之脉，精气两亏，治法惟补，尺寸同推①。寸过于尺，心肺药陪，山药远志，茯神当归，菖蒲五味，巴戟为媒。尺弱于寸，肝肾先培②，山萸熟地，牛膝小茴，苁蓉杜仲，续断枸肥③，丸加枣肉。益肾心脾，二至百补，鹿角胶培，黄精楮实，天麦冬揆④，金樱菟丝，龙眼肉椎⑤，牛膝枸地，煎膏听为，加鹿角霜，芡实粉随，知母生地，五味无违，茯苓山药，参芪扶赢。和膏丸服，起弱补衰。

【提要】

此段文字阐述迟弱脉的主证、治法和用药。

【注释】

①推：顺着用力方向外移。
②培：补益。

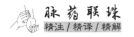

③肥：增加。

④揆：音葵，度量，揣度。

⑤椎：通捶，敲打。

【译文】

迟弱的脉象，说明精气两亏，治疗方法只有补益。寸部和尺部的脉象同时推寻，如果寸部脉象比尺部弱，当用治疗心肺的药物，可用山药、远志、茯神、当归、菖蒲、五味子，加入巴戟天为媒介。如果尺部脉象比寸部弱，当首先培补肝肾，可用山萸肉、熟地、牛膝、小茴香、苁蓉、杜仲、续断、枸杞、杜仲，加入枣肉做成药丸。补益肾心脾三脏，需要用二至丸、百合，配合鹿角胶、黄精、楮实、天冬、麦冬要揣度使用，加入金樱子、菟丝子、龙眼肉，用槌子敲打粉碎，牛膝、枸杞、熟地加入煎炼成药膏，再加鹿角霜、芡实粉、知母、生地、五味子、茯苓、山药、人参、黄芪以补虚弱，丸药和膏方同用，能治疗气血衰弱证候。

【解析】

临床上，大凡见到这样的脉象，说明精血严重亏损，阴阳两虚，多因为大病之后，或者妇人产子之后，失于调养，或者纵欲过度，精血衰败，或者久病虚劳，治疗只有峻补。如果尺部脉弱于寸部，说明肝肾亏损较重，当先补益肝肾，再调他脏；如果寸部脉象弱于尺部，说明心肺亏损较重，当先补益心肺。脾处中州，气血化生之源，另外，脾气充旺不仅能化食物，药饵运化也赖于斯。如果饮食不能进，虽有灵丹妙药，于病何益。因此，补益脾胃是很有必要的。

【原文】

迟虚阳弱，脱精劳役，气促自汗，寒暑两极[1]。正治寒暑，六和汤剂，藿朴杏砂，半夏茯苓，木瓜扁豆，甘草参术，姜枣煎之。寒加苏叶，暑益香薷。常人是脉，羸瘦久病，宜补气血，当归黄芪，人参草炙，芍药桂心，夏附并入。或丸或膏，缓缓调食，颐养[2]在己，稍假[3]药力。

【提要】

此段文字阐述迟虚脉的主证、治法和用药。

【注释】

①两极：两端。

②颐养：保养。颐，音益，养的意思。

③假：通借。

【译文】

迟虚脉象主阳气虚弱之证，多由于劳役太过，精血耗损太过。也有症见气逆喘促汗出，内有寒湿而外有暑热。正确的治疗是用六和汤，可用藿香、厚朴、杏仁、砂仁、半夏、茯苓、木瓜、扁豆、甘草、人参、白术、生姜、大枣一起煎煮，如果外有寒加入苏叶，如果外有暑热加香薷。平常人如果见此种脉象，多是体质素来虚弱，或者久病失养，治疗应当补益气血，可用当归、黄芪、人参、炙甘草、芍药、桂心、半夏、附子。或做成丸，或熬成膏，缓缓调养，保养在自己，只是稍微借助药力。

【解析】

脉见迟虚，当结合伴随症状体征分辨虚实寒热。如果因为夏季贪凉饮冷损伤脾胃阳气，寒湿内停，复感夏日暑邪，气阴耗伤，治疗当以健脾温阳、散寒除湿为主，兼清暑热，如果表有寒邪，可加辛温解表药物。如果因为久病失养，或体质素来虚弱，脉见迟虚，此为纯虚证，当大补气血，温通阳气，并健运脾胃，可做膏丸缓缓图治，但关键还在于自身饮食、生活习惯的调养，不能过于依赖药物。

【原文】

迟见牢革，牢革多迟，血亡精败，药力难施，人迎气口，不应①难医；中风中湿，阴伏阳离。惟先峻补，宜用归芪，白术附子，炙甘相依，芍药官桂，姜枣煎之。且待脉软，随症施为②，若或不转，五日死期。

【提要】

此段文字阐述迟牢革脉的主证、治法和用药。

【注释】

① 不应：不能应指。
② 施为：施治。

【译文】

迟脉兼见牢革脉象，牢革脉多见迟象。此脉象主精血衰败，用药物很难治疗。诊察人迎脉和寸口脉，如果不能应指，

172

说明难以医治。多由于感受风湿邪气，阴气伏藏，阳气将离绝，治疗只有先行峻补，可用当归、黄芪、白术、附子、炙甘草，加上芍药、肉桂、生姜、大枣一同煎煮服用。姑且等待脉现软和，随证候变化施治便可，如果脉象没有转变，定然活不过五日。

【解析】

此脉多见于男子失精，女子半产漏下，或久病虚劳。如果女子半产之证候出现，见此脉象，很难安胎，即便用上安胎药，恐疗效也不佳。由于气血不足，无力鼓动脉搏，故见脉迟，精血亏虚，气血瘀滞，经脉失养，故脉见牢革。以黄芪、当归大补气血，合用桂枝汤去桂枝加肉桂，调和营卫，加白术、附子温补脾肾阳气。如若服药后，脉象变软，说明阴复阳和，如果随症悉心调理，或许有一线生机。倘若不然，则生化将灭，命不久矣。

【原文】

迟本无动，间①或有之。关中豆转②，寒痹伤肢，虚劳湿痛，手足挛拘，常人是脉，平胃调之，苍术陈草，半藿相宜，吴萸可益，川椒用奇，寒痰解散，脉自开移③。若久病后，附桂同施，白术芍药，茯草堪依，人参炮姜，温补扶持。阳动汗出，阴动热司，若如麻促，肺绝难医。

【提要】

此段文字阐述迟动脉的主证、治法和用药。

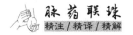

【注释】

①间：不时。

②豆转：转豆脉，脉学名词，中医"十怪脉"之一，又称转丸脉。脉象如豆旋转之状，来去捉摸不定，即真脏脉的真心脉。

③开移：移开，消失。

【译文】

迟脉本来无转动之象，不时或许会出现。关部出现转豆脉，多见于寒痹证，肢体会出现不适，或者虚劳兼有湿邪引起的疼痛，手足拘急挛缩，平常人如见此脉，可用平胃散调理，药用苍术、陈皮、甘草、半夏、藿香，加上吴茱萸、川椒合用，使寒痰解除散开，则脉动之象自然消失。如果见于久病之后，可将附子、桂枝同用，加上白术、芍药、茯苓、甘草、人参、炮姜，温补扶正。观其脉象，寸部动者，当见汗出，尺部动者，当有虚热，如果脉细如麻子且现急促，肺气将绝，预后不好。

【解析】

迟脉兼转动之象，见于寸口关部，当分虚实论治。如若见于寒痹之证，症见肢体冷痛拘急，得温则减，不红不肿不热，此为寒痰阻滞经络所致，治疗当温散，所谓"病痰饮者，当以温药和之"。方药可用平胃散，扶阳散寒、开郁除湿。如若此脉见于久病虚劳，阴阳亏损，则当大补。如果切得脉迟，细如麻子，且急促不宁，此肺气将脱，命危矣！

【原文】

迟原无散，散即鱼翔，屋漏弹石，鰕游①影张，五脏气散，污溺遗常②，六腑气尽，四肢青黄。病成不救，团参散良，聊尽人事，至此凄惶。

【提要】

此段文字阐述迟散脉的主证、治法和用药。

【注释】

①鰕游：鰕，同虾。它指生命垂危时出现的异常脉象。脉搏时隐时现，去时一跃而消失，如虾游之状，由此得名虾游脉。

②常：经常。

【译文】

迟脉原本无散脉之象，散脉包括鱼翔脉、屋漏脉、弹石脉、虾游脉，这些脉象的出现，说明五脏真气耗散，会经常出现遗尿、尿液混浊，六腑精气已经耗尽，四肢可见青黄肤色。病如这般已经不可救治了，可用团参散，姑且尽些人事罢了。

【解析】

见此等脉象，说明气血已尽，神魂已散，五脏闭塞，如何能够受药，即使有灵丹妙药，也难以入腹。医乃仁术，见此危重之证候，为医者岂能袖手旁观，坐以待毙，虽治疗无望，也当全力以赴，此医生之本分。

【原文】

迟伏邪闭，霍乱病成，阳浮阴落，吐泻惊人，僵仆禁[1]口，开关散清，为末吹鼻，皂荚细辛。得苏[2]用药，三部宜分，寸痰尺积，关伏邪停。治先和解，凉暖兼行，黄连附子，黄柏桂心，椒姜梅肉，当归人参，细辛透肾，白术宜斟，防风甘草，追散六淫，治法活变，学者细心。脉伏兼涩，劳思伤神，沉疴久疾，专补血精，十日不复，命必归阴[3]。

【提要】

此段文字阐述迟伏脉的主证、治法和用药。

【注释】

①禁：通噤。
②苏：苏醒。
③归阴：归于阴府，指死期不远。

【译文】

迟伏的脉象主邪气闭阻之证。见于霍乱病，寸部脉浮，尺部脉沉，症见呕吐、泄泻剧烈，突然昏倒，口噤不开，急用开关散为末吹入鼻中，药物有皂荚、细辛。苏醒后可用药，须分寸关尺三部，脉见于寸部属痰，见于尺部属积，见于关部有伏邪。治疗应当和解，寒热药同用，可用黄连、附子、黄柏、桂心、花椒、干姜、乌梅肉、当归、人参、细辛能散肾寒，白术可考虑使用，加入防风、甘草解散外邪，治法灵活变通，学者须细心体会。如果脉象伏而涩，见于忧思太过，劳伤心神，或大病日久，须峻补精血，十日内如果没有恢复的迹象，命必不保。

【解析】

此寒热交争，潜入三阴之证，或因为痧胀，或因为中恶，或有腹痛、霍乱、转筋等症，或突然昏倒、不省人事、口噤不开，治疗当先以开关散吹鼻，待苏醒后再辨证施治。此寒热错杂证候，当寒温并用以求和解。如果是痧胀中恶，可用六和汤、不换金正气散、七气汤、星香散、苏合香丸等。如果是久病沉疴，治疗应大补，可用十全大补汤，升提阳气而使脉起，再和十四味建中汤以补劳损。

【原文】

迟短寒积，或感七情，气少血滞，三焦饮停。治宜温暖，宣气通营，积行气复，气足瘀行。一消二补，附子人参，炮姜五味，麦草茶陈。有痰食滞，消导须均①，丁香半橘，茯桂砂仁。血亏寒疝②，补泻要明，生姜二地，归芍加增，红花没药，胡索五灵，或加香附，舒气和经。

【提要】

此段文字阐述迟短脉的主证、治法和用药。

【注释】

①须均：均须，都需要。

②寒疝：一种急性腹痛的病症，见于《金匮要略》，由脾胃虚寒，或产后血虚，复感风寒外邪，结聚于腹中而致。

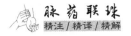

【译文】

迟短的脉象，说明有寒积，或者为七情所伤，阳气不足，血行迟滞，饮邪停留三焦。治疗应当温阳散寒，宣通气血，使寒积行则气机得复，气充足则瘀血得行。消一补二，可用附子、人参、炮姜、五味子、麦冬、甘草、腊茶、陈皮。如果有痰饮或食积，都需要消导，可用丁香、半夏、橘皮、茯苓、桂枝、砂仁。如果因为阴血亏虚发为寒疝，补泻要分明，可用生姜、生地黄、熟地黄、当归、白芍，再加红花、没药、延胡索、五灵脂，或者加入香附，诸药合用疏通经络。

【解析】

此阳气虚弱之人，寒凝血滞之证，中焦脾胃为寒积所困，脉络不通，症可见腹痛拘急畏寒，得热则舒，治疗当理气散结，散寒止痛，活血化瘀，还要扶阳固本。方药可用陶氏回阳还本汤、杨氏丁香茯苓汤、良方加味交加散、良附丸加减。

【原文】

迟脉无促，结毒有之，外寒内热，胶结推移。痰食瘀血，疽肿脓漓，随症施药，寒热兼医。表寒理①热，麻黄草依，防风苍术，升葛参提，归芍白芷，解表疏肌，清热内散，栀子丹皮，芎柴调血，术茯和脾，蔓荆可入，犀角加奇，大寒大热，治疗非宜。寒热并②者，黄连吴萸，治疗有法，勿可多岐③。

【提要】

此段文字阐述迟促脉的主证、治法和用药。

【注释】

①理：同里。

②并：合在一起。

③岐：不同，不一致。

【译文】

迟脉本无急促之象，但是热毒郁结会出现，外有寒邪，内有郁热，相互胶结，相互争斗，痰饮、食积、瘀血停留，产生痈疽肿块，脓水淋漓，随症施治用药，外寒和内热同时治疗。表寒里热，可用麻黄、甘草、防风、苍术、升麻、葛根、人参、当归、白芍、白芷，诸药合用，疏解肌表，如果清散内热，还需加入栀子、丹皮，川芎、柴胡调理血分，白术、茯苓调和脾胃，加入蔓荆子和犀牛角，大寒大热的药物，对于本证治疗无益。寒药和热药要一起用，如黄连配吴茱萸，治疗有法度，不可妄为。

【解析】

迟脉而见促象，为外感寒邪，内有热毒所致，此表寒里热，治疗应当遵循先表后里的原则。如果不先解表，而以热毒盛，投以大剂苦寒之药物，则太阴脾土受损，致生坏病。如果只专注其表寒，以大剂辛温发表药物，则更益毒热，恐伤血分。如此两难之境地，唯有和解，方为稳妥。因此，治疗以

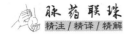

寒热并用，攻补兼施，疏散以解表，清和以解里。方药可用外科托里温经汤、薛氏当归川芎散、钱乙生犀角汤、局方戊己丸。

【原文】

迟结类①促，结乃属阴，内积寒滞，或感七情，阴阳离隔②，治要和宁。川乌附子，香用茴沉，良姜干姜，吴萸桂心。湿用苍茯，气合砂槟，血须胡索，莪术三棱，丁皮青皮，甘草同斟。虚用生化③，芎归桃仁，补血熟地，血畅积行。

【提要】

此段文字阐述迟结脉的主证、治法和用药。

【注释】

①类：类似。

②隔：分开。

③生化：生化汤。

【译文】

迟结脉象与促脉类似，结脉属阴，体内有寒积阻滞，或为七情所伤，阴阳分离，治疗的关键为调和气血阴阳。可用川乌、附子、茴香、沉香、高良姜、干姜、吴茱萸和桂心。如果有湿邪，可加苍术、茯苓；有气滞，可加砂仁、槟榔；有瘀血，可加入延胡索、莪术、三棱、丁香、陈皮、青皮、甘草。如果是血虚寒凝之证，可用生化汤，药物有川芎、当归、桃仁，补血可加用熟地，血液畅行则寒积自散。

【解析】

迟结脉象，或见于阳虚之体、寒湿阻滞、气血瘀滞，或血虚寒凝、瘀血留着，治疗各有不同。前者需要理气开结，温阳散寒，兼以活血化瘀，后者需要养血活血，兼以散寒。可用方药有宝鉴沉香附桂丸、局方蟠葱散、钱氏生化汤。

【原文】

迟而见代，其命将倾①，救急温暖，附子人参，丁香可入，姜枣煎斟。形神若坏，用药无成。中风胎孕，随症施行，风痰壅者，加用胆星，孕妇痛厄②，川芎归身，胎留人死，胎落人生。

【提要】

此段文字阐述迟代脉的主证、治法和用药。

【注释】

①倾：倒覆。

②厄：困苦。

【译文】

迟脉兼夹代脉，说明性命将不保，急以温阳救逆，可用附子、人参、丁香、生姜、大枣同煎。如果患者形体衰败，即使用药也无济于事。对于中风、胎孕患者，要辨证施治，如果风痰壅盛，加入胆南星；孕妇得此脉必见腹痛困苦，可用川芎、当归身，如若胎留则人死，只有攻下胎体，方可有求生之机。

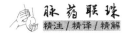

【解析】

迟代脉为阴竭阳衰之脉，治疗应当先大补阳气，以期脉复。形体虚衰的人见此脉象，预后不好，治疗无功。中风痰之人见此脉象，为邪闭脏腑，真气不至所致，治疗当祛邪扶正。孕妇如果见此脉象，且兼有腹痛者，此胎死腹中，欲下不能，可用佛手散加桂心、牛膝等下落死胎，或许可保其命。如若胎死不下，则性命堪忧。

四、数脉部（无迟与缓，而革牢为一诀，共计二十六）

【原文】

数脉属热，三部分详①，寸见上热，关应腹肠，尺数淋闭，溺血脱肛。左数目病，右数喉疮，或烦或呕，或闷癫狂，皮枯燥痒，痈肿疽殃②。法惟清火，治道为良，元连参橘，薄荷牛蒡，翘柴升桔，马勃蚕僵，通淋止渴，木通地黄，板蓝消毒，统理③疮疡。不浮不沉，舌胎积霜，瘟疫初起，达原饮尝，草果甘草，厚朴槟榔，知母芩芍，散伏清凉。加羌柴葛，并治三阳，邪或传里，即用大黄，时疫要剂，并号天方。

【提要】

此段文字阐述数脉的主证、治法和用药。

【注释】

①详：细说。

②殃：灾祸。

③统理：统，总括，全部。理，治疗。

【译文】

数脉主热证，以寸关尺三部脉分别细说。寸部脉数，上焦有热；关部脉数，腹肠有热；尺部脉数，当见小便淋沥不通、尿血、脱肛。左手脉数，当生眼病，右手脉数，咽喉生疮，或见心烦，或见呕吐，或烦闷、癫狂，皮肤干枯瘙痒，生痛疽肿块。治法只有清泻火热，才是正道，药用玄参、黄连、橘皮、薄荷、牛蒡子、连翘、柴胡、升麻、桔梗、马勃、僵蚕，诸药合用通淋止渴，加上木通、生地黄、板蓝根消热毒，能治疗一切皮肤疮疡。脉象不浮不沉，舌苔厚腻如积霜，此为瘟疫初起，可用达原饮治疗，药用草果、甘草、厚朴、槟榔、知母、黄芩、白芍，诸药散伏邪兼清热。再加羌活、柴胡、葛根，一起疏散三阳经邪气，邪气如果传里，可用大黄，此为时疫要方，又称天方。

【解析】

脉数有热，或虚或实，治疗不过疏风解毒、清热滋阴。根据数脉出现在寸关尺三部的不同，清泄相应的脏腑。左手脉候肝，脉数说明肝脏有热，肝开窍于目，故有眼疾；右手脉候脾，脉数说明脾脏有热，脾的经脉经过咽喉，故生喉疮。如果瘟疫初起，症见头痛发热、舌苔白，厚腻如积粉，此为邪热郁伏膜原，湿浊胶结，气机壅滞，用达原饮直达病所，清除潜伏邪气，清火滋阴，畅通气机，使邪退脉静身凉。温邪伏藏于半表半里，或出于表，或入于里，根据疾病证候用药。发于太阳，羌活为君，发于少阳，柴胡为君，发于阳明，葛根为君，如若涉及三阳，羌柴葛同用，如果邪热已经传里，可以大黄为君。方药可用东垣普济消毒饮、本事火府丹、吴氏达原饮及三消饮。

【原文】

数浮阴亏，按必无力，因热生风，不可汗泄。治先滋阴，阴足火息[1]，二地生熟，二冬天麦，石斛黄芩，犀角磨屑，用山豆根，加枇杷叶，枳壳甘草，浮热并揭[2]。或至瘛疭[3]，身痒疮疾，荆芥当归，驱风活血。

【提要】

此段文字阐述数浮脉的主证、治法和用药。

【注释】

①息：同熄。
②揭：取下，拿开。
③瘛疭：中医指手脚痉挛，口歪眼斜的症状。亦称"抽风"。

【译文】

脉数浮主阴亏，脉重按必无力，因为此风证因热而生，不可发汗以泄表。治疗应当先滋阴，使阴充足则火自熄灭，可用生熟二地、天冬、麦冬、石斛、黄芩、犀牛角屑，再加山豆根、枇杷叶、枳壳、甘草，则阳浮所致的虚热得解。如果出现手脚痉挛、口歪眼斜，皮肤瘙痒生疮，可加荆芥、当归祛风活血。

【解析】

数浮脉象与浮数脉象不同，此因热生风，更成内虚，脉必无力而大，治疗当以清降为先，于解毒清风之中加入滋养阴血之药，如此则阴足阳潜，虚火自降。如果兼有风证，则需加入活血祛风之品，所谓"治风先治血，血行风自灭"。

【原文】

数沉里热，上下宜分，有力邪伏，无力虚征①。治邪和解，郁火提②清，升柴栀杏，赤芍黄芩，石膏知母，草豉大青，厚朴枳壳，实表加增，麦冬生地，五味葛根，甘草花粉，益气加参。

【提要】

此段文字阐述数沉脉的主证、治法和用药。

【注释】

①征：征象。
②提：升提。

【译文】

数沉主里热，应该分上下讨论，脉搏有力说明有邪气伏藏，脉搏无力是虚证的征象，治疗应当和解，升提清解郁火，可用升麻、柴胡、栀子、杏仁、赤芍、黄芩、石膏、知母、甘草、豆豉、大青叶、厚朴、枳壳，对于虚证则需用麦冬、生地、五味子、葛根、甘草、花粉，益气可加入人参。

【解析】

数沉脉与沉数脉的分别在于，沉数脉多因邪伏阴经，故脉多兼弦滑，以沉脉为主，数脉为宾，治疗应当清解郁火；数沉之脉多因本元不足，阳伏阴亏，故脉多兼细动，以数脉为主，沉脉为宾，治疗当滋阴益气，清热生津。可用方药有局方栀子仁汤、仲景栀子厚朴汤、天花粉散。

【原文】

数脉带滑，停食停痰，脉分虚实，尺寸两关。关宜开导，枳实陈甘，南星芩夏，栝楼茯连，杏仁表里，并治热痰，麦芽神曲，食滞推删①。寸滑头眩，天麻定旋②，黄柏泽泻，肾热消蠲③。正元亏者，芪术参班，或加旋覆，开豁软坚，荆沥竹沥，随意调添。

【提要】

此段文字阐述数滑脉的主证、治法和用药。

【注释】

①删：除去。
②旋：眩晕。
③蠲：除去，免除。

【译文】

数脉兼夹滑象，说明有宿食、痰饮内停，从脉象分虚实，诊察尺寸及两关部。数滑脉在关部应该开通消导，可用枳实、陈皮、甘草、天南星、黄芩、半夏、栝楼、茯苓、黄连、杏仁宣肺清里，兼治热痰，加入麦芽、神曲清除食滞，如果寸脉数滑，当见头目晕眩，可加天麻、黄柏、泽泻，合用能除肾热。元气亏损者可加入黄芪、白术、人参，或者加入旋覆花，理气化痰软坚还需荆沥、竹沥，根据病情需要加减。

【解析】

数滑脉象见于关部，当分虚实来看，实证多痰食积滞内停，气机阻滞，虚证多为脾虚不运，肾虚有热，肝虚风动。治疗当化痰消食，理气导滞以祛其实，补气健脾，滋肾清热，平肝息风以补其虚。方药可用丹溪清气化痰丸、东垣半夏白术天麻汤。

【原文】

数而见涩，血亏火炽，补阴热散，生地凉血，熟地芍药，黄芩清热，黄芪天冬，枸杞地骨，以补以清，治法最得[①]。芎归知母，丹皮破积，莲肉参甘，熬膏补益。或加茜根，阿胶侧柏，血热妄行，俱堪止截[②]。

【提要】

此段文字阐述数涩脉的主证、治法和用药。

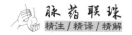

【注释】

①最得：最合适。

②止截：截止。

【译文】

数脉见涩象，说明阴血亏虚，火热炽盛，补养阴血则热自散去，可用生地凉血，加熟地、芍药，黄芩亦加入可清热，再配上黄芪、天冬、枸杞子、地骨皮，补中兼清，治法最合适。川芎、当归、知母、丹皮加入可破积滞，加入莲子肉、人参、甘草一起熬制膏药，有补益作用。或者加入茜草、阿胶、侧柏叶，这些药物都可以治疗血热妄行诸症。

【解析】

脉数为有热，脉涩为血少血瘀，数涩脉象说明阴血亏虚、火热内伏，治疗当补养阴血，使阴阳平衡，则火热自散。气血互生，养血当与补气同行，故在养血药中加入参芪补气。热伏阴血，恐耗血动血，直须凉血止血、补血散血。方药可用良方生地黄饮子、局方地黄膏、茜根散。

【原文】

数大之脉，热病渐进，须察浮沉，药方再定。浮则表热，三阳的①认，麻黄发表，升麻提净②，石膏竹叶，清胃津润。黄芩麦冬，大青寒性，苍术荷叶，合煎清震，羌防芎藁，柴胡引症，太少阳明，诸药治进③。黄连生地，火消血任④。脉或沉大，内热已甚，舌有黄胎，急下方称⑤，归芍芎地，硝黄草并⑥，不用枳朴，脉非实论。

【提要】

此段文字阐述数大脉的主证、治法和用药。

【注释】

①的：目的、目标。

②净：清洁。

③迸：音泵，走散。

④任：担当。

⑤称：合适。

⑥并：一起。

【译文】

数大的脉象，说明热病逐渐加重，必须诊察脉象沉浮，再确定治疗方药。脉浮为表热，须辨识三阳，麻黄发散解表，升麻升提清净，石膏、竹叶清胃热生津液。黄芩、麦冬、大青叶性寒，苍术、荷叶与清震汤合煎，羌活、防风、川芎、藁本，柴胡为太阳、少阳、阳明引经药，诸药合用能发散三阳邪气。黄连、生地黄合用能清火宁血。如果脉象沉大，内热较重，舌有黄苔，急用攻下才合适，当归、芍药、芒硝、大黄、甘草一起用，不用枳实、厚朴，这是以脉象不实者论。

【解析】

此外有风寒侵犯三阳，内有火热内伏，治疗当发散在外之表邪，清泻在里之火热。火热内郁容易化生毒邪，因此，需要

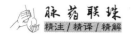

加入大青叶、黄连；火热内郁，恐与湿浊胶结，加入苍术、荷叶以祛中焦湿浊；火热郁滞气机，气滞血瘀，需要加入理血之品，可用当归、白芍、川芎；火热之邪容易伤阴入血，恐耗血动血，需加入麦冬、生地黄养阴凉血；为防止邪热与胃中积滞相结，形成阳明腑实证，可加入调胃承气汤和胃。

【原文】

数脉兼洪，阳邪烦极，为狂为祟①，清神驱热。黄连解毒，连翘黄柏，知母黄芩，生地草桔，清火滋阴，表散更急，防风羌独，藁本治湿，防己泽泻，归芪血益，苏木陈皮，理气解结，提斑升麻，贯众犀屑，赤芍元参，疮生口舌。谵语狂言，大黄可入，牛黄冰片，朱砂邪辟②。气促目瞑③，须防厥逆。

【提要】

此段文字阐述数洪脉的主证、治法和用药。

【注释】

①祟：鬼神带给人的灾祸。
②辟：排除。
③瞑：眼睛昏花。

【译文】

数脉兼有洪象，说明阳热邪气很重，发为狂证，或为其他如鬼神所授之病证，治疗应当清心除热。可用黄连解毒，加连翘、黄柏、知母、黄芩、生地、甘草、桔梗清火滋阴，更急需解表发散，可加防风、羌活、独活、藁本，除湿加防己、泽泻。加黄芪、当归补血，加苏木、陈皮理气散结，提毒化斑加升麻、贯众、犀牛角屑，口舌生疮可加入赤芍、玄参。如果出现谵语、狂言，可加入大黄、牛黄、冰片、朱砂以除邪。如果出现气逆喘促、眼睛昏花，须防止厥逆之证。

【解析】

临床上，数洪脉象多伴见头目肿胀，或斑疹、喘促气急，或口舌生疮，或腹胀不大便，或发为痈疽，或吐衄狂躁，或妇人崩漏，此皆阳热盛极之证，治疗应当发表攻下，药用辛凉解表，苦寒清里，可仿河间火热证治法。方药可用东垣黄连消毒饮、正宗元参升麻汤、河间牛黄泻心散。

【原文】

数脉带实，火热冲冲[1]，人迎气口，表里不同，表须兼里，三化汤宗[2]，羌活厚朴，枳实宽胸，大黄涤荡，硝石里攻，栀子黄柏，甘草和同。或有蓄水，气口脉隆[3]，二香茴木，黑丑禹功，随症加减，冶法宜通。

【提要】

此段文字阐述数实脉的主证、治法和用药。

【注释】

①冲冲：形容火热盛极。
②宗：尊崇，效法。
③隆：盛大。

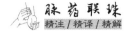

【译文】

数脉夹带实脉之象，说明火热盛极，人迎、寸口脉，表里不同，表必须兼夹里，三化汤可用，药物有羌活、厚朴、枳实宽胸理气，大黄荡涤积滞，硝石攻里，栀子、黄柏、甘草合用。或者有蓄水，气口脉必盛大，可用茴香、木香、黑丑、禹功散，随症加减，治法应当宣通。

【解析】

此脉数而有力，故名实，当看人迎气口应指如何，如果人迎大者，里实兼有风邪，当攻里实，兼清风；如果气口壅大而六脉俱沉，这是积气有余，或见蓄水，出现便闭膨胀，小便不利，此非大黄、芒硝可以治疗，应当用禹功散先导其水，再治其热。方药可用洁古三化汤、子和禹功散。

【原文】

数弦之脉，内热虚劳，中关停饮，胁痛烦恢①，或为疟疾，治法分条。虚风劳弱，归地先熬，川芎白芍，防芷风消，细辛藁本，筋脉和调。或有停饮，脚气病交②，防己犀角，木通草稍，槟榔黄柏，二术炒焦，凉血生地，加用石膏，芩连可入，桃仁瘀销③，牛膝竹沥，湿热俱剽④。若见疟症，一味青蒿，或加桂心，末服酒调，柴胡厚朴，半夏痰消，青皮白茯，苍术宜招，槟陈甘草，灵仙可邀，姜葱大枣，阴阳水熬，首乌鳖甲，白术归梢，黄柏知母，治疟平调，参芪升草，虚者更挑⑤。

【提要】

此段文字阐述数弦脉的主证、治法和用药。

【注释】

①恢：音挠，烦乱。

②交：遇到，碰见。

③销：通消，消散，消失。

④剽：音飘，劫，引申为祛除。

⑤挑：扬起。

【译文】

数弦的脉象主内热虚劳的证候，中焦有饮邪停留，两胁疼痛而烦乱，或者为疟疾，治疗应分别对待。体弱受风，可用当归、熟地先煎熬，再加川芎、白芍，防风、白芷加入能祛风，细辛、藁本能调畅筋脉。或者有饮邪停留，发生脚气病，可用防己、犀牛角、木通、甘草梢、槟榔、黄柏、炒苍术、炒白术，加入生地凉血，再加石膏、黄芩、黄连，桃仁能消瘀，牛膝、竹沥能清热利湿。如果见寒热往来之证，可加一味青蒿，或者加入桂心末，用酒调服，可用柴胡、厚朴、消痰的半夏、青皮、白茯苓、苍术、槟榔、陈皮、甘草、威灵仙、生姜、葱白、大枣，用阴阳水煎煮，首乌、鳖甲、白术、当归梢、黄柏、知母，诸药合用可以治疗疟疾，加入人参、黄芪、升麻、甘草，共奏扶正补虚之功。

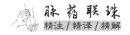

【解析】

脉数主热，脉弦主气滞痰郁。此为寒热错杂、虚实夹杂的证候，多因体质虚弱之人，复感风邪，痰热郁结。患者可见阴阳虚损、寒热错杂的证候表现，寒热表证，或因邪郁少阳，而见寒热往来如疟，或见痰嗽咳喘，或见脚气水肿。治疗方法为扶正补虚、祛风解表、清化痰热。以人参、黄芪合四物汤大补气血，加细辛、白芷、防风、藁本以散风邪，以辛苦之寒温药同用，配合淡渗利湿之品，清化痰热，开通气机。如若疟疾发作，可加入青蒿，或桂心末酒服，可除疟发。

【原文】

数而带紧，寒热往来，鼻塞头痛，目胀难开。沉热在里，浮表不乖①。表宜羌独，芎桔前柴，茯苓甘枳，消补同俳②。脉沉腹痛，里积堪猜，大黄苍术，加味各侪③，芩连术泽，湿热行该④，神曲枳实，生军勇哉，或加硝朴，舌有黄胎。

【提要】

此段文字阐述数紧脉的主证、治法和用药。

【注释】

①乖：差错。
②俳：音牌，同排。
③侪：音柴，一起。
④该：古同"赅"，完备。

【译文】

数脉带紧象，症见寒热往来、鼻塞、头痛、眼睛胀闷、难以睁开。脉沉说明里有热，如果脉浮说明热在表无疑。在表应该用羌活、独活、川芎、桔梗、白前、柴胡、茯苓、甘草、枳壳，消法和补法一起用上。脉沉在里，出现腹痛，提示里有积滞，可用大黄、苍术加减运用，加入黄芩、黄连、白术、泽泻清热除湿就比较完备了，如果舌有黄苔，加入神曲、枳实、生大黄、芒硝、厚朴。

【解析】

脉数主热，脉紧主寒，此外寒内热之证，当见在表的证候，复见里证。风寒束表，邪热入里，如若阳明胃实，积滞内停，可成阳明腑实证，症见数日无大便，腹胀满拒按，可加用承气汤治疗；如果太阴脾虚，寒湿内停，可见大便黏滞不爽，或几日不解大便无所苦，腹痞满喜按。可加苍术、茯苓、白术等健脾除湿的药物，因兼夹邪热，黄芩、黄连加入正合辛开苦降之法。可用方药有局方败毒散、东垣枳实导滞丸。

【原文】

数长之脉，阳毒狂惊①，壮热烦闷，病起阳明，消毒疏解，表里宜分。羌防柴芷，翘桔芎荆，射干枳壳，连草条芩，大黄竹沥，痰火宜增②。升麻犀角，汤饮芦根，石膏寒水，表里双消。若有外症，用苦黑参，菊花栀子，阳毒邪轻。

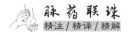

【提要】

此段文字阐述数长脉的主证、治法和用药。

【注释】

①惊：使惊恐。
②增：加。

【译文】

数长的脉象，阳热毒邪内蕴，发为狂躁惊恐之证，症见壮热、心烦、胸闷，病发起于阳明，治疗应当清解热毒、疏通解表，当分表里论治。药物可用羌活、防风、柴胡、白芷、连翘、桔梗、川芎、荆芥、射干、枳壳、黄连、甘草、条黄芩、大黄、竹沥，痰火内蕴还应增加升麻、犀角、芦根、性寒凉的石膏，表里双解。如果有表证，阳热毒邪轻者，可加入玄参、菊花、栀子。

【解析】

数脉主热，脉长说明阳毒较重。如果见于寸部或带滑象，为痰火作祟，癫痫、心悸必发。如果关脉和尺脉俱长，此为三阳有毒，或为足胫痛，必发痈疽外症，或者痔疮、腹内痈疽，治疗当表里兼行，外散风寒，内清毒热，兼通经疏络。方药可用东垣芩连消毒饮、局方阳毒升麻汤、本事双玉散、陈氏苦参丸。

【原文】

数脉见芤，血必妄行，寸芤吐衄，关芤便崩，尺必淋溺，肠痈或成，吐衄便溺，治法通均①。生熟二地，连柏黄芩，归芪和补，凉剂兼温，地榆芍药，续断黑荆，槐花栀炭，能止便崩。通幽销②瘀，红花桃仁，藕节荷蒂，或煎苎根。一味牛膝，地髓③治淋。肠痈脏毒，皂枳乌槟，穿山赤芍，芷草元明，花粉甘草，可入生军。脓血尽者，内补勿行。

【提要】

此段文字阐述数芤脉的主证、治法和用药。

【注释】

①通均：均通。

②销：同消。

③地髓：圣启地髓汤。

【译文】

数脉见芤象，必然出现血液妄行，如果寸部见芤脉，发为吐血衄血，如果关部见芤脉，发为便血、妇人崩漏，如果尺部见芤脉，必定发为小便淋沥，或者发为肠痈，吐血、衄血、便血、小便淋沥，治法都是相通的。可用生地黄、熟地黄、黄连、黄柏、黄芩，加入当归、黄芪补益气血，使凉药中兼温补，可加地榆、芍药、续断、荆芥炭、槐花、栀子炭，能止便血、崩漏。通幽门化瘀血，可用红花、桃仁、藕节、荷蒂，或煎煮苎麻根。一味牛膝，圣启地髓汤治疗小便淋沥。治疗肠痈脏毒，可加皂角刺、枳实、乌药、槟榔、穿山甲、赤芍、白芷、甘草、元明粉、花粉、甘草，可加入生大黄。脓血已尽，不要行内补。

【解析】

脉数有热，兼芤象，说明有热邪动血之证候，当看芤脉在寸关尺何处，而定出血部位，或者肠痈已成，脓血多去，以致脉见芤象。如若内痈已成而未溃破，脉可见紧象。邪热动血之证，治疗当清热凉血、止血消瘀、益气养血。如果内痈之证，还需选用消痈散结的药物。常用方药有薛氏当归六味汤、景岳约营煎、东垣导滞通幽汤、圣启地髓汤、双荷散、苎根汤、金鉴一煎散。

【原文】

数微阳弱，乍①热乍寒，汗下之后，元气未还，浮沉宜别，表里祥②参，三和七补，斟酌其间。参归熟地，甘枸怀山，茱萸杜仲，浮要加删。秦艽鳖甲，地骨柴班，青蒿知母，劳嗽能安。沉加紫菀，贝母消痰，阿胶五味，芩桔牡丹。症分久近，气色同看。

【提要】

此段文字阐述数微脉的主证、治法和用药。

【注释】

①乍：忽然，突然。
②祥：同详。

【译文】

数微脉象说明阳气虚弱，突然发热、突然恶寒，发汗、攻下之后，元气未恢复，当从脉象浮沉来分别，表里仔细参合，三分和七分补，依据病情考虑。可用人参、当归、熟地黄、甘草、枸杞子、淮山药、山萸肉、杜仲，脉浮要加减；可用秦艽、鳖甲、地骨皮、柴胡，再加青蒿、知母能治劳嗽，脉沉加用紫菀、贝母、阿胶、五味子、黄芩、桔梗、牡丹皮。证候分新旧，需要结合患者的气色判断。

【解析】

此汗下之后，损伤气血，肝肾阴虚，虚火上扰。治疗当补益气血、滋养肝肾。或兼有肺阴不足，痰热蕴肺。治疗应当清热润肺化痰。或症见忽冷忽热，此为少阳不和，可加柴胡、黄芩和解。可用方药有景岳大补元煎、秦艽鳖甲汤、海藏紫菀汤。

【原文】

数脉兼细，火动阴虚，神烦气促，劳疾①难医。滋阴降火，和解扶脾，人参生地，知母黄芪，鳖甲白茯，甘夏桑皮，天冬紫菀，艽桔柴提②，加桂芍药，地骨相宜。

【提要】

此段文字阐述数细脉的主证、治法和用药。

【注释】

①劳疾：虚劳疾病。
②提：升提。

【译文】

数脉兼夹细脉，说明阴虚火动，心神烦乱，呼吸气促，虚劳疾病难以医治。治疗方法宜滋阴降火，兼扶助脾胃，可用人参、生地黄、知母、黄芪、鳖甲、白茯苓、甘草、半夏、桑白皮、天冬、紫菀、秦艽、桔梗，以及具有升提作用的柴胡，再加桂枝、芍药、地骨皮。

【解析】

数为虚热，细为气少。此为肺脾肾虚的证候，恐五脏俱损，则成虚劳之疾，病必难治。脾虚有湿，肾虚生火，肺虚有痰，症可见虚喘咳嗽有痰、手脚心热、腰膝酸软、神疲乏力、纳差、大便黏滞、小便黄。治疗应当健脾运湿，滋阴降火，清肺化痰。如若肾水不足，肝虚风动，治疗当养肝平肝，可用天麻、鳖甲。如若心肾不交，心神烦乱，可加用黄连、肉桂。可用方药有卫生人参黄芪汤、罗谦甫黄芪鳖甲散。

【原文】

数脉兼涩，亡血骨蒸，小便不利，内热频频①。滋阴益血，生地归身，麦冬白芍，桑白芎斟，知柏五味，熟地辽参，白术甘草，远志枣仁，葳蕤膏美②，或服黄精。

【提要】

此段文字阐述数涩脉的主证、治法和用药。

【注释】

①频频：经常出现。

②美：好。

【译文】

数脉兼涩象主亡血，患者可见骨蒸、小便不利，内热频发。治疗当滋阴养血，可用生地、当归身、麦冬、白芍、桑白皮、川芎、知母、黄柏、五味子、熟地、辽参、白术、甘草、远志、酸枣仁、葳蕤膏很适合，或者服用黄精。

【解析】

脉数有热，涩脉主血少，此为阴虚火旺之证，多因汗下之后，病后房劳，或产后失养，或泄泻伤阴，治疗当滋阴泻火。心神失养者，加入养心安神之品。此外，调养后天之本也是很有必要的。可用方药有家抄麦门冬饮、景岳七福饮、葳蕤膏、黄精膏。

【原文】

数而脉弱，阴损阳离，骨痛气促，精竭①神疲。治宜大补，清热先施，虎胫熟地，归芍陈皮，知柏龟板，锁阳用奇，牛膝羊肉，酒煮丸之。加姜白术，茯草菟丝，河车五味，甘草和匀②。加用龙骨，济阴止遗③。若或气弱，可益参芪。

【提要】

此段文字阐述数弱脉的主证、治法和用药。

【注释】

①竭：尽。

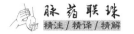

②兮：语气助词。

③遗：遗精。

【译文】

数脉兼夹脉弱，说明阴精受损，而阳气欲分离。症可见筋骨疼痛、气急喘促，治疗应该大补，但须先清热，可用虎胫骨、熟地、当归、白芍、陈皮、知母、黄柏、龟板、锁阳、牛膝、羊肉，用酒熬煮，做成丸剂，再加姜炒白术、茯苓、甘草、菟丝子、紫河车、五味子、甘草调和诸药。加用龙骨补阴，能治遗精。如果正气虚弱，可加人参、黄芪。

【解析】

脉弱主虚，脉数主热，此阴虚火动之证候，症可见筋骨酸痛、五心烦热、手足心热、头面汗出、喘促气急、口干口苦、疲劳倦怠，治疗应当壮水滋肾、补肝养血。但要注意的是，通常数脉说明有热，医师会习惯用苦寒泻火。而数脉兼夹弱象，说明阴损及阳，需要补阴以配阳，使水火平衡。

【原文】

数虚浮热，火动阴亏，精气有损，形体俱赢。寸虚口糜①。尺虚肾衰，滋阴降阳，援弱扶危，人参山药，熟地当归，外邪不尽，升柴散挥②。陈皮甘草，石斛膏倍，木通知母，石膏解肌。虚烦渴甚，桂浆解围，以热治热，医道深微。

【提要】

此段文字阐述数虚脉的主证、治法和用药。

【注释】

①糜：溃烂。

②挥：散出。

【译文】

数虚脉象说明有浮热，阴亏火动，精气亏损，形体赢弱。如果寸部虚弱，发为口腔溃烂；如果尺部虚弱，发为肾精虚衰，当滋阴潜阳，扶助危弱，可用人参、山药、熟地黄、当归，外邪不尽，可加升麻、柴胡发散。再加陈皮、甘草，石斛膏加倍用，木通、知母，以及具有解肌作用的石膏。如若有虚烦、口渴重的表现，可用桂浆饮治疗，以热药治热证，可见医道深奥精微。

【解析】

数脉为热，虚为阴阳气血亏损，此为阴虚火旺之证，可发生于外感，也可见于内伤，当分别论治。治疗应当滋阴泻阳，不可因为有热误用苦寒，损伤阳气。如果兼有外邪，则可用升麻、柴胡、石膏、知母清解；如果出现虚烦不宁、口渴严重、喝水不解渴，此为阴不涵阳、虚火妄动所致，可加入肉桂引火归原。常用方药有景岳补阴益气煎、太清饮、图经桂浆饮。

【原文】

数本无革，深察有之，浑浑革革^①，涌泉相如，弊弊绰绰^②，弦绝死兮。或云脉溢，形按鼓皮，沉取曰牢，推按不

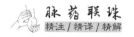

移。半产崩漏，亡血精遗，至此惟补，膏用两仪，人参熟地，参术亦宜。血海败者，人参汤奇，不施杂药，气血不齐，且待脉转，方许可医。无神尺绝，二日死期。

【提要】

此段文字阐述数革脉的主证、治法和用药。

【注释】

①浑浑革革：浑浑，同滚，水流急大的样子。革革，不断。
②弊弊绰绰：弊弊，辛苦经营的样子。绰绰，宽裕舒缓的样子。

【译文】

数脉本来不会出现革脉之象，仔细考察会有兼夹，脉象如水流不断涌动，宽裕舒缓，感觉很吃力的样子，脉象弦绝者死。或者说脉如水溢出器皿，形如按压鼓皮，沉按方能取得，成为牢脉，推按不移动。妇人半产崩漏，亡失精血，至此唯有补益，用两仪膏，药有人参、熟地黄，人参、白术同用也可以。血海衰败者，可用人参汤，不要乱投其他药物，气血不齐调，姑且等待脉转好，才可医治，脉象无神，尺部脉绝，活不过两日。

【解析】

此阴阳欲离绝，真元将败之证候，用两仪膏、参术膏补其气血，人参汤补气和血，以救亡血。正所谓"有形之血难以速生，无形之气所当急顾"。

【原文】

数而带动，三部须明，寸动汗出，尺动热惊，关动虚闭①，阴结阳凝。寸部扶阳，尺部敛阴，关中和解，参术茯陈，藿砂草夏，加用黄芩。寸动盗汗，用麻黄根，小麦连柏，芪地归身。尺动清火，丸用约阴，归术芍地，五味芩苓，石脂续断，地榆丹参。抽添更易②，临症详明。

【提要】

此段文字阐述数动脉的主证、治法和用药。

【注释】

①虚闭：寒热错杂、虚实夹杂的痞满。
②更易：变化。

【译文】

数脉兼夹动脉的脉象，需从寸、关、尺三部来看，如果寸部见动脉，当有汗出；如果尺部见动脉当有发热，心神不宁；如果关部见动脉，当有脘腹痞满，此为阴寒结聚，阳气瘀滞。寸部应该扶助阳气，尺部应该收敛阴气，关部应该和解，可用人参、白术、茯苓、陈皮、藿香、砂仁、甘草、半夏，加用黄芩。寸部动脉，出现盗汗，用麻黄根、浮小麦、黄连、黄柏、黄芪、生地黄、当归身。尺部动脉，应当清火，可用约阴丸，药物有当归、白术、芍药、生地黄、五味子、黄芩、茯苓、赤石脂、续断、地榆、丹参。加减变化需要根据病情而定。

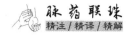

【解析】

脉数为热盛，脉动为阴阳相搏。此脉若见于寸部，心肺气阴两虚，当见盗汗，汗为心之液，故治疗当益气养阴、固表止汗；此脉若见于尺部，肾精亏损，虚阳欲脱，急急补肾填精、敛阴固脱为是；此脉若见于关部，脾虚不运，邪热稽留，已成寒热错杂、虚实夹杂之证，治疗当行辛开苦降之法。常用方药有香砂六君子汤、宣明黄芩二陈汤、虚汗丸、三补丸、景岳约阴丸。

【原文】

数散之脉，阳离阴绝。人迎相应，淫邪脱泄。气口相应，精血耗竭。至此求生，医终无益。或因霍乱，产后受暍[①]，中暑误药，夺命救急。上党人参，煎汤冷吃。脉不转者，终归于殁[②]。

【提要】

此段文字阐述数散脉的主证、治法和用药。

【注释】

①暍：音耶，中暑。
②殁：音莫，死亡。

【译文】

数散的脉象，说明阴阳将离绝。人迎脉若见此象，多为外邪侵扰所致的泄泻亡脱之证。寸口脉若见此象，多为精血耗竭所致。病已至此，欲求生机，医治无效。或者因为霍乱，或为

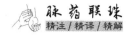

产后感受暑热，误用药物所致，急用夺命散。可用上党人参煎煮汤水冷服。如果脉象不转好，性命难以保全。

【解析】

数散为危重脉象，得此脉者多为不治之证，或因为久病，或因为霍乱吐泻，阴阳扰乱，或因为产后中暑，汗出过多，治疗应当扶正固气，可用东垣夺命散，或加五味子、乌梅，收敛失散的元阳，以得脉转，再加调治，或许有一线生机。

【原文】

数而脉伏，阳被阴逼，外邪相侵，内有结积，或为霍乱，或为关格，先和后理，药用凉热。黄连干姜，半夏和膈，桂枝人参，甘草宜灸。大便不通，元明粉益。且待脉起，随症调摄。形体虚赢，滋补为急，归地枸杞，杜仲牛膝。肉桂引火，姜附加得^①，以阳散阴，郁开热息。此等机关^②，疗治勿失。

【提要】

此段文字阐述数伏脉的主证、治法和用药。

【注释】

①得：合适。
②机关：关键之处。

【译文】

数脉兼夹伏脉之象，说明阳气被阴气逼迫，外邪侵入，内

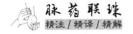

有郁结积滞，或者发为霍乱，或者发为关格，治疗当先和解后调理，热药和凉药同用。可用黄连配干姜，加半夏以和胸膈之气，加桂枝、人参、炙甘草。大便不通，加玄明粉。等待脉象浮起，再随症调理。形体虚弱，应当急急滋补，可用当归、熟地黄、枸杞、杜仲、牛膝，加肉桂引火归原，再加干姜、附子，以阳热之药性发散阴寒，使郁结得开则虚热得以平息。这些关键之处，治疗不可出差错。

【解析】

伏脉为阴，数脉为阳，此为阳陷阴中，将成格拒之势，发为霍乱、关格等证，治疗当和解，而行辛开苦降法，等待脉伏之象消失，再补正扶阳、逐散阴邪，兼滋养阴分。可用方药有黄连汤、玄明粉散、大营煎。

【原文】

数而脉短，心痛气凝，或为食积，或血不行，治先疏理，没药砂仁，良姜川楝，山甲五灵，青皮胡索，茴木槟沉，木鳖①炒治。尺短疝疼，木通石斛，栀子黄芩，黄柏枳壳，泽泻草生。寸短上热，加减随经，热积消散，气复脉平。脉软弱者，益气参陈，竹茹止呕，脉畅胃清。若无神气，病亦可惊②。

【提要】

此段文字阐述数短脉的主证、治法和用药。

【注释】

①木鳖：别名木别子、土木鳖，具有解毒、消肿、止痛的功效。

②惊：出人意料。

【译文】

脉数兼夹脉短之象，多为气血凝滞，可见心痛，或因为食积，或血行瘀滞，治疗应当先疏通调理，可用没药、砂仁、高良姜、川楝子、穿山甲、五灵脂、青皮、延胡索、茴香、木香、槟榔、沉香、炒木鳖子。如果尺部脉短，可见疝气腹痛，可用木通、石斛、栀子、黄芩、黄柏、枳壳、泽泻、甘草。如果寸部脉短，可见上焦有热，随经加减，使热散积消，则气机复常，脉象平和。如若脉象软弱，可用人参益气，加陈皮、竹茹止呕，使脉道畅通，胃肠清和。如果脉象无神气，也可出现意料不到的情况。

【解析】

短为气病，乃不及本位，是阳不足而为阴积所滞，故治疗应当理气行滞。但脉见数象，说明有热，又当清热为先。脉短数无力，是气弱胃虚有热，故用人参补气，竹茹、陈皮清其胃。如若脉短数而无神气，此为阴阳将离绝之象，可能会出现危险，医者不可不事先预料。

【原文】

数脉又促，阳极阴憔①，发斑狂叫，舌裂唇焦。六经同治，并理三焦，表里清散，生地阿胶，黄芩柏叶，知芍阴调，山栀滑石，桔梗石膏，生草苓术，内热堪消。热生风者，羌防可邀，薄荷荆芥，前柴散剽②，内积热甚，生熟军硝，尺脉无底，厥逆堪焦③。

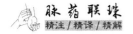

【提要】

此段文字阐述数促脉的主证、治法和用药。

【注释】

①憔：同焦，枯竭。

②剽：音飘，掠夺。

③焦：忧虑。

【译文】

数脉兼有促脉之象，阳热盛极，阴精枯竭，症见皮肤发斑，神志狂乱，舌面发裂，口唇干燥。六经一起治疗，同时调理上、中、下三焦，表里清散，可用生地黄、阿胶、黄芩、侧柏叶，加知母、白芍养阴，加栀子、滑石、桔梗、石膏、生甘草、川芎、白术，能消除内热。热盛生风者，可加入羌活、防风、薄荷、荆芥、白前、柴胡发散，内热较重者，可加生大黄、芒硝，如果尺部脉无根，厥逆之证需要谨防。

【解析】

此为热盛精枯之证，阴气将尽，津血将竭，当先候两尺有根无根，如若尺脉绝而不至，说明阴气已绝，不可救也。如若两尺有根，急当抑阳救阴，如果因热生风，脉见促象，当于清热之中加入风药以疏散。常用方有生地黄散、芍药清肝散。

【原文】

数脉兼结，其至不匀①，或缓或止，痰积留停。开郁舒气，宜别阴阳。调阳清热，香附黄芩，天冬橘桔，海粉蒌仁，连翘青黛，涤滞元明，理痰清气，热郁能平。阴结为积，莪术三棱，青皮丁木，连夏同斟。形羸弱者，补气扶真，健脾和胃，术茯人参，麦芽神曲，查朴砂陈。三消七补，医要留心，随机②抽换，按症加增。

【提要】

此段文字阐述数结脉的主证、治法和用药。

【注释】

①不匀：不均匀。

②随机：根据病机。

【译文】

数脉兼有结脉之象，脉搏跳动不均匀，有时缓慢，有时歇止，此为痰积停留。治疗当开通郁结气机，但须分阴阳来论。阳分调理需要清热，可用香附、黄芩、天冬、橘皮、桔梗、海蛤粉、瓜蒌仁、连翘、青黛，加玄明粉，诸药合用荡涤积滞、理气化痰，则郁热能平息。如果积滞在阴分，可用莪术、三棱、青皮、丁香、木香、黄连、半夏同用。形体羸弱，需要补益真气，健运脾胃，可用白术、茯苓、人参、麦芽、神曲、山楂、厚朴、砂仁、陈皮。三分消导七分补益，医生要留心，根据病机变化，按照症候加减。

【解析】

数脉兼结象，可有寒积、热积之分，治疗视患者体质强

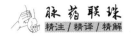

弱，在阳分者为气病，当先调气，气舒则积行，在阴分者则为血病，当先攻积，积去则气畅。如若形体不充，本元虚弱，又当先补正气，正气充则积滞自化。可用方药有化痰丸、化滞丸、化滞调中汤。

【原文】

数而见代，浮沉迟同，察神观色，以定吉凶，至数算期，理数当通[1]。数因阳盛，滋阴为宗[2]，一阴[3]六味[4]，调理为工，生熟二地，芍药麦冬，丹参牛膝，甘草和中，金匮滋肾，山药萸同，丹泽茯地，治法宜通。参归加入，气血调融[5]，扶正脉复，医学之功。

【提要】

此段文字阐述数结脉的主证、治法和用药。

【注释】

①通：通晓。

②宗：遵循。

③一阴：一阴煎，张景岳创制的方剂。

④六味：六味地黄丸。

⑤调融：调和。

【译文】

数脉兼夹代脉，浮取沉取都见迟象，察观神色决定吉凶，通过脉搏跳动频数计算生死之期，此理数当通晓。数因为阳热盛，当遵循滋阴法则，可用一阴煎和六味地黄丸进行调理。一阴煎药物有生地黄、熟地黄、芍药、麦冬、丹参、牛膝，甘草调和诸药。化裁于《金匮要略》的六味地黄丸具有滋肾作用，药物有山药、山萸肉、丹皮、泽泻、茯苓、生地黄，治疗方法上两方是相通的。人参、当归可以加入，以调和气血、扶助正气，使脉象平复，此医学的功劳。

【解析】

数脉为阳盛，代脉为阳胜于阴，五脏之中有一脏之脉不至，即可见到此脉象，表现为脉搏动之中每见一止，如若四十动而见一止，为肾气衰；如若三十动而见一止，为肝气衰；如若二十动而见一止，为心气衰；如若十动而见一止，为脾气衰；数动而止，为五脏气衰，死期可定。治疗当滋补五脏之阴，可期脉复。可用方药有一阴煎、六味地黄汤、参归汤。

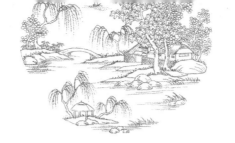

第五章　奇经八脉主病用药诀

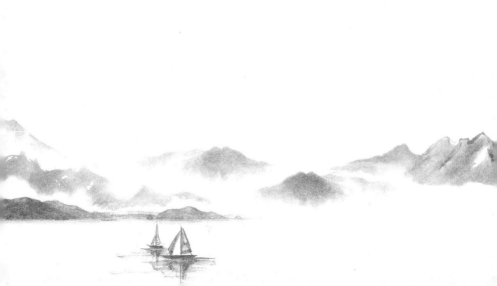

一、督　脉

【原文】

督脉为病，实者脊强，癫痫厥仆，不能俯仰。尺寸俱浮，直上直下，是为督脉，或狂迷惘①。风痰壅闭，疏通得爽②，羌独防风，藁本力广，苍耳荆芥，正药合党。寒宜附子，乌头共奖③，少饮头重，细辛主掌④，热去乌附，连军热荡。治先刮痧，放痧勿罔⑤，合⑥古砭针，导疾奇想。不信痧症，疾死多枉。

【提要】

此段文字阐述督脉为病的主证、治法和用药。

【注释】

①惘：音网，精神恍惚。

②爽：舒适，畅快。

③奖：授予。

④掌：把握。

⑤罔：没有，无。

⑥合：集结在一起。

【译文】

督脉发生的疾病，实证发为脊背强痛、癫痫、突然昏倒、

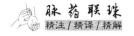

四肢厥冷，身体不能俯仰。如果尺部和寸部脉都浮，直上直下，这是督脉病变所致，或者发为狂躁、精神恍惚。风痰壅滞闭塞，疏通能使畅快，可用羌活、独活、防风、疏散力强的藁本、苍耳子、荆芥，这些药合用是恰当的。如果有寒，可加附子，乌头可配合使用；如果稍饮水就感到头重，细辛能解除；有热去掉乌头、附子，加黄连、大黄荡涤积热。治疗应当先刮痧，不要忘记把痧邪放出来，综合考虑古代针砭治法导邪外出的奇妙想法。不相信痧症，很多患者都死得冤枉。

【解析】

刮痧治法虽为古代砭石治病之法，今日之医生如能够掌握它，并结合现代科学技术加以研究，终究是有益无害的。不仅能继承前人的经验，而且能发前人之未发，这对以医学发展来说是必要的。刮痧之法，用瓷酒盅，或花蛤壳，或青铜钱，或牛角片，或穿山甲，蘸香油刮其背、胁肋、胸腹等处，再用丝头绳或棉纱绳、苎麻线刮两背两腿，以热水蘸食、中二指，提项颈周围，使表气宣通，则里气自通。

二、任　脉

【原文】

任脉为病，七疝①瘕症，心腹气痛，拘急难伸。寸关紧细，长实俱沉，是任脉现，治法详真②。任本阴脉，病合阳明，宣疏和解，荔核茴沉，木香川楝，乌药青槟，良姜归附，胡索没丁。或加全蝎，或益桃仁，枳朴香附，苍草砂陈，硫黄硝石，橘红五灵，炼丹来复③，太阳元精④。

【提要】

此段文字阐述任脉为病的主证、治法和用药。

【注释】

①七疝：七疝，病名，七种疝病之合称 出自《素问·骨空论》。至于七种疝所包括的具体病名则历代医家各有不同的记述。

②详真：详，细说。真，清楚。

③来复：来复丹。

④元精：肾精。

【译文】

任脉引起的疾病有，男子七种疝气、女子瘕聚，发为心腹胀痛，拘急难以屈伸。寸关部脉紧细，加上长实沉，这是任脉的表现，治法需要细说清楚。任脉本来属于阴脉，病变涉及阳明，治疗应当宣通疏导和解，可用荔枝核、茴香、沉香、木香、川楝子、乌药、青皮、槟榔、高良姜、当归、香附、延胡索、没药、丁香。或者加全蝎，或者加桃仁、枳实、厚朴、香附、苍术、甘草、砂仁、陈皮、硫黄、硝石、橘红、五灵脂，熬炼成来复丹，大补肾精元阳。

【解析】

任脉主一身之阴，其为病也，男子内结七疝，女子带下瘕

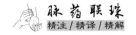

聚，治疗当疏理三阴之结，兼治阳明，可以荔核散、天台乌药散、百选桃仁膏、丁香楝实丸、来复丹理气破积、调血和中。若阳明气逆，发为厥仆，可加入白薇、白前，有热加犀牛角、黄连、羚羊角，有痰加胆南星、天竺黄，有血积加三棱、莪术，有风加钩藤、桑白皮等味。

三、冲　脉

【原文】

冲脉为病，气逆里急，胸填①咽胀，眩运②躁热。寸沉尺微，中央坚实，至关而回，或牢而直，十二经海，乃是冲脉。疗治之法，与胃经合，脉起气冲，少腹横骨，中透断③交，二十四穴，忌汗吐下，宜降解结，三部分治，止痛定厥，益气调中，虚证大格。参芪苍草，升柴木橘，芍药吴萸，五味加得。夏月热甚，地黄知柏，龟板滋阴，黄连姜汁。中脘痛者，或瘀积血，胡索五灵，草果没入。下部腹痛，治疝同列，或用四苓，猪苓茯泽，白术补脾，先清其湿，青陈香附，三棱莪术，干姜良姜，通治结积。正药白薇，参归草益，专疗妇女，郁冒血厥。或呕不止，养正丹截，硃硫水银，黑铅熔合，丸服盐汤，济生救急。

【提要】

此段文字阐述冲脉为病的主证、治法和用药。

【注释】

①填：塞满。

②运：同晕。

③龂：音银，同龈。

【译文】

冲脉引起的疾病，气机逆上，腹内拘急，胸中闷满，咽喉肿胀，眩晕，躁热。寸脉沉尺脉微，中央坚实，从关部到寸或尺部，如果脉象牢直，此即称为十二经脉之海的冲脉。冲脉与阳明胃经相合，脉起于气冲，过少腹横骨，中透齿龈与他脉相交，冲脉共二十四穴位，忌汗吐下，宜降气开解郁结，寸、关、尺三部分治，止痛定厥，益气调中，虚证与此大不相同。可用人参、黄芪、苍术、甘草、升麻、柴胡、木香、橘皮、芍药、吴茱萸，再加五味子，夏月暑热较重，可用地黄、知母、黄柏、龟板、黄连、生姜汁。中脘疼痛，可能为瘀血积滞，可加延胡索、五灵脂、草果、没药。下部腹痛，治疗与疝气相同，可用四苓汤，药有猪苓、茯苓、泽泻、白术，补益脾土，兼清其湿，再加青皮、陈皮、香附、三棱、莪术、干姜、高良姜，通治郁结积滞。再加白薇、人参、当归、甘草，专治疗妇女郁冒、失血晕厥。或者呕不止，可用养正丹，可用朱砂、硫黄、水银、黑铅熔合，做成丸药，盐汤送服，可为救急之用。

【解析】

冲脉为十二经之海，与任、督二脉同起于少腹胞中，居足阳明、少阴之间，故其为病与胃、肾兼发，胃热而肾火盛

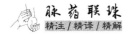

者，见气急、喘促、脘中闭痛。治疗之法只有降气清火、引热下行。可用方药有加味调中益气汤、大补阴丸、手拈散、四苓散、胜红丸、白薇汤、养正丹。

四、带　脉

【原文】

带脉为病，腹满腰痛，遗精带①漏，里急后重，赤白淋露，筋痿瘈疭②。脉起少腹，环腰不纵，共计八穴。诊应尺动，月事不调，妇科疾弄，虚实分治，使药不众。法先理血，四物加从，红花芪桂，鲮甲③炙送，桃仁没药，破血止痛。湿热病者，脉如提鞀④，渗湿茯苓，二术并用，黄连黄柏，泽泻草送。千金肾着，药味本共，虚用故纸，枸杞杜仲，远志菟丝，山药黄供，龙骨牡蛎，金樱涩壅，覆盆巴戟，柏仁定恐，干姜韭子，鹿角胶绌⑤，赤石脂煅，温补力统，或克应丸，丹艾芎共，地芍当归，带病必用。以理以补，治法细诵，炙带脉穴，邪鬼俱恐，绕刮其痧，除腰腹痛。

【提要】

此段文字阐述带脉为病的主证、治法和用药。

【注释】

①带：带下病。

②瘛疭：俗称抽风。瘛，音翅，筋急引缩。疭，音纵，筋缓纵伸。

③鲮甲：穿山甲。

④鞚：音控，有嚼口的马络头。

⑤绹：通同。

【译文】

带脉引发的疾病，症见腹满、腰痛、男子遗精、女子带下、崩漏，或腹泻、里急后重，或赤白痢下、小便淋沥，或筋脉痿弱，拘急弛缓。带脉起于少腹，紧紧环绕腰间，共计八个穴位。诊察见尺部脉动，多见妇人月经不调等疾病，当分虚实论治，用药不要太杂乱。大法先理血，可用四物汤，加红花、黄芪、肉桂、炙穿山甲、桃仁、没药，诸药能破血止痛。湿热证者，脉象如有嚼口的马络子，可加渗湿的茯苓，苍术、白术、黄连、黄柏、泽泻、甘草。千金肾着汤，药味与前面有相同的，但有虚可加入补骨脂、枸杞、杜仲、远志、菟丝子、山药、山萸肉、龙骨、牡蛎、具有固涩作用的金樱子、覆盆子、巴戟天，柏子仁能定惊恐，干姜、韭菜子、鹿角胶作用相同，再加煅赤石脂，温补力更加强，或者用克应丸，前药再加入丹皮、艾叶、川芎，熟地黄、当归、赤芍、川芎这四味药，带脉病必须用。调理还是补益，治法需要记住，灸灸带脉穴，能治惊恐神乱，绕带脉刮痧，能除腰腹痛。

【解析】

带脉起于季胁之下，肘尖尽处一寸八分，合足厥阴、少阳之间，其诊于关部，左右弹指，或两尺俱动，此为带脉现。其病多因湿热下注，或肾精亏损，治疗当分虚实，治法总不离健

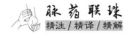

脾、燥湿、清热、解郁、理气、涩精。可用方药有加味四物汤、清热渗湿汤、肾着汤、秘真丹、克应丸。

五、阳维脉

【原文】

阳维之脉，足外踝起，维络诸阳，循首入耳，三十二穴，六阳纲纪，候在尺内，斜过寸止。病苦寒热，痛养[1]肤瘑[2]，颠仆羊鸣，失音不语，或苦腰痛。恶风汗洗，用桂枝汤，宜表慎里，风池风府，刺之可已。更当和解，小柴胡使，芩夏草参，姜枣煎取，营卫慄卑[3]，虚弱可拟，黄芪建中，八物汤理。

【提要】

此段文字阐述阳维脉为病的主证、治法和用药。

【注释】

①养：同痒。
②瘑：音及，病。
③慄卑：慄，音碟，危惧。卑，衰微。

【译文】

阳维脉起于足外踝，维系络属三阳经脉，循头入耳，共三十二穴，手足三阳经的总纲，候脉部位在尺部以内，斜过寸部而止。此脉引发疾病可见寒热、皮肤疼痛瘙痒、突然昏倒、口中怪叫如羊鸣、失语或不语，或被腰痛所苦。见恶风、汗出如洗，可用桂枝汤解表，但要谨慎里虚，可刺风池、风府。另外，还需和解，可用小柴胡，药用黄芩、半夏、甘草、人参、生姜、大枣一起煎煮，营卫虚弱应当补益，可用黄芪建中汤。

【解析】

阳维脉起于诸阳之会，与太阳、少阳相连附，经脉会手足少阳、阳明于肩井，入肩后会于太阳。其为病，苦寒热，如果发在太阳，可用桂枝汤，如若兼有少阳，可用小柴胡汤。如果误下，邪气乘虚入内，或成阴疟，变证百出。或本元虚弱，卫表不固，可用黄芪建中汤。

六、阴维脉

【原文】

阴维之脉，足内踝兴，维络阴脉，顶前止停，一十四穴，应刺期门，候在尺外，斜上不经。邪传于里，病苦心疼，癫暗①僵仆，肉痹羊鸣。肢满阴痛，浑似疝生，寒热兼病，详察何经。兼太阴者，理中汤行，参术姜草，加附同名，少阴四逆，附草姜并，当归吴萸，治合厥阴。太阴热病，承气汤斟。少阴冲任，散用金铃，延胡同法，失笑厥阴。寒热

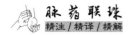

分治，药不同伦②，内伤血弱，四物养营，妙香之类，大法宜遵。随症加减，医者留心，治道总诀，认定三阴，邪依经络，刮放痧清，腿弯两胁，飞阳筑宾，内踝之上，放血痧平。

【提要】

此段文字阐述阴维脉为病的主证、治法和用药。

【注释】

①喑：口不能言。

②伦：类。

【译文】

阴维脉起于足内踝，维系三阴经脉，至头顶之前停止，共一十四穴位，治疗应刺期门，候诊部位在尺部以外，斜向上到寸则止。邪气传里，症见心疼、癫、口不能言、僵仆、肌肉麻木、喉中怪叫如羊鸣。肢体胀满疼痛，如同生疮，并见寒热，认真审察邪在何经。兼太阴病者，可用理中汤，有人参、白术、干姜、甘草，加附子命名附子理中汤，邪在少阴则用四逆汤，用附子、甘草、干姜，加当归、吴茱萸，也治疗厥阴病。太阴有热，可考虑用承气汤，少阴冲任为病，可用金铃子散，药用延胡索，如若在厥阴，可用失笑散。寒热当分治，用药不同类，对于内伤血虚，可用四物汤、妙香散之类，大法应当遵守。随症加减，医者当用心，治疗总的原则是，认清确定三阴，依据邪在何经络，在腿弯两胁，飞阳穴、筑宾穴，内踝之上刮痧放邪，血出则疾病自然平息。

【解析】

阴维脉起于诸阴之交，于足少阴筑宾穴，上循股内及小腹，至胁肋，过期门，会任脉，至顶前止，故其为病苦心痛、胁胀腰痛、阴中痛，也有癫暗僵仆之疾。治疗以兼太阴、少阴、厥阴、冲任的不同，以及寒热之别，而选用不同方药。

七、阳跷脉

【原文】

阳跷之脉，起自足跟，上至于目，风池穴停，二十四穴，六腑通行，寸左右弹，其脉可征[1]。阳急阴缓，腰背苦疼，偏枯顽痹，瘫痪抽筋，拘萦[2]络闭，风痛周身。所候在寸，虚实宜分，浮强实大，宜泻宜清。目不得瞑[3]，阳盛昏昏，先刺外踝，左右推寻。治当和解，半夏汤斟，指迷七气，香附青陈，甘桔藿桂，莪术通营，半夏益智，通理七情。或为邪闭，寒热狂惊，转筋呕逆，痧症须明，提刮刺放，疏络通经，然后投剂，起毙[4]回生。

【提要】

此段文字阐述阳跷脉为病的主证、治法和用药。

【注释】

① 征：寻求。

② 萦：牵绊。

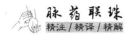

③瞑：通眠，睡觉。

④毙：死。

【译文】

阳跷脉起于足跟，上至眼睛，到风池穴停止，共二十四穴位，通行于六腑，寸脉左右弹拨，其脉象可以寻求。阳脉拘急，阴脉弛缓，症见腰背疼痛、半身不遂、肌肤麻木不仁、瘫痪、筋脉拘挛牵绊引起络闭，发为周身行走疼痛。所候诊部位在寸，当分虚实，脉浮实大，治疗应当清泻。目不得眠，阳热盛而见头昏沉，先刺外踝，左右推寻，治疗当和解，可用半夏汤、指迷七气汤，药用香附、青皮、陈皮、甘草、桔梗、藿香、肉桂，以及活血的莪术、益智的半夏，还要通晓药物的七情和合之理。如若为邪气内闭，发为寒热、惊狂、转筋吐逆，虚需知晓痧症治法，即提刮刺放，疏通经络，然后投以药物，可起死回生。

【解析】

阳跷脉起于足踝，出外踝，会足太阳经脉，上行循胁后，会手足诸阳脉穴位，其为病因阳急阴缓，故见腰背痛、角弓反张、偏枯等症。治疗当和之。如邪闭三阳，可用刮痧法治疗。

八、阴跷脉

【原文】

阴跷之脉，亦起足跟，与肾相会，宜达睛明，上通泥丸①，涌泉穴生，凡有八穴，号曰天根。候在两尺，弹指病侵，阴急阳缓，目瞑昏昏，营强卫弱，寒热相争，癫②痓③腹痛，皮痹肤疼，男子癫疝，妇女瘕症。治先温解，提卫疏营，炮姜附子，甘草人参，麦冬五味，茶叶连陈。所忌汗下，刮痧正经，六阴腧穴，提放通筋，治痧仙剂，荆芥细辛，郁金降香，末服茶清，痧忌附子，前方斟酌。

【提要】

此段文字阐述阳跷脉为病的主证、治法和用药。

【注释】

①泥丸：古代气功术语。脑正中，眉心后去三寸即是。
②癫：病名。即疠风。亦称大风恶疾。
③痓：音至，同痉，痉挛。

【译文】

阴跷脉也起于足跟，与肾会合，达与睛明穴，上通泥丸，涌泉穴位于其上，共有八穴位，称为天根。候脉部位在两尺部，左右弹指，病邪侵入，阴脉拘急、阳脉迟缓，昏昏欲睡，此为里实表虚，发为寒热相争，大风恶疾、筋脉拘挛、腹痛、肌肤痛麻不仁，男子发为癫疝，妇女发为瘕证。治疗当温解，提补卫气，疏通营血，可用炮姜、附子、甘草、人参、麦冬、五味子、茶叶、黄连、陈皮。汗下当谨慎，刮痧才是合适的治法，在六阴经腧穴处进行提放，疏通筋脉。治痧最好的方子，药物有荆芥、细辛、郁金、降香，为末用茶服有效，但痧症用附子需谨慎，前方使用时需认真考虑。

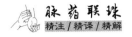
【解析】

阴跷脉为病，阳并于阴而不能出，所以脉不透关部，在尺部左右弹拨，发为寒热不定，温解为治疗大法。刮痧四法也是很好的治疗方法，医者在临床需通过实践认真体验。

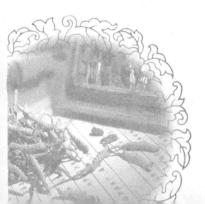

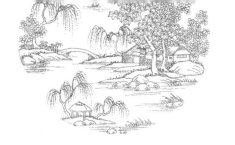

附 《脉药联珠》歌诀

诊脉基础理论概说

入手认脉脏腑部位脉诀

左尺属水，膀胱与肾。小肠肝胆，左关细认。心君胞络，膻中左寸。右尺三焦，相火曰命。右关脾胃，大肠附盛。胸中肺金，右寸部定。左寸关间，人迎表证。右寸关间，气口里应。

认十二经诀

手足太阳，小肠膀胱。手足阳明，大肠胃经。手足少阳，三焦胆当，足手太阴，脾土肺金。足手少阴，肾兮与心。手足厥阴，胞络肝寻。

二十八脉总名

浮洪紧大，虚散芤阳；沉弦实伏，牢革短详；迟微缓涩，结弱濡量；数长细滑，促动代忙。二十八脉，总四提纲。

入手诊脉要诀

候脉往来，一呼一吸，探其至数，或慢或急。浮中沉取，表里分别，浮候十五，中沉同律，四十五至，总看法则，浮沉迟数，提纲不忒。再分部位，各候五十，内外推求，脏腑虚实，浮表沉里，迟寒数热，暑湿燥风，六淫之疾，喜怒忧思，悲恐惊七，六淫七情，以症合脉，细心详察，慎不可忽。

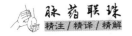

二十八脉体象诀

浮脉轻取，水中按木。洪如浪涌，来盛回迢。
紧似牵绳，上车转索。大铺满指，浑似空脬。
虚按风旗，力绵软怯。散同柳絮，荡荡风飘。
芤脉中空，葫芦腰束。沉脉重取，肉下麀麀。
弦似张弓，劲而条直。实团湿面，形软不消。
伏着骨间，其脉始现。牢行筋底，如础石牢。
革脉中空，硬如按鼓。短不及位，三部分标。
迟脉一息，只来三至。微如丝缕，羹面肥膜。
缓脉阿阿，平调四至。涩如以指，摩摸纱绡。
结脉慢来，时有一止。弱同水底，手握沙漂。
濡似水中，指撩棉絮。数脉呼吸，六至骄骄。
长脉过指，出于位外。细同丝线，软直形么。
滑似手捏，湿瓜子溜。促脉来急，止歇挠挠。
动如转豆，无来无往。代脉中止，定数神憔。

十二经本脉体象诀

肾脉沉濡，无疾滑溜。肝弦沉软，条畅悠悠。心脉大散，
以应火象。脾沉缓软，阴土宜柔。肺短金形，浮同芝盖。命门
胞络，相火沉钩。膀胱圆滑，本来无病。胆依肝短，阳脉不
浮。小肠曲曲，人迎同候。胃空缓软，勿认为芤。大肠气口，
平滑开滞。三焦司气，三部同求。

兼脉有主宾邻会诀

兼脉之要，须识主宾，浮沉迟数，四主认真。所兼之脉，甚者是宾，合时为会，相似为邻。比如浮迟，浮主迟宾，大邻毛会，风冷当分。浮数之脉，浮主数宾，洪邻钩会，风热宜清，比若沉数，沉主数宾，动邻石会，积热宜明。又如沉迟，沉主迟宾，伏邻结会，寒积可征，比若迟浮，迟主浮宾，涩邻缓会，秋夏调停。又如迟沉，迟主沉宾，牢邻伏会，冬季休惊，比如数浮，数主浮宾，虚邻散会，长夏相应，又若数沉，数主沉宾，促邻滑会，内热蒸蒸。他脉兼病，于此推寻，千变万化，不出五行。笔何堪尽，学者留心，脉有四要，又有四因，主宾邻会，积古未明，吾作此诀，补阙前人。

明手足十二经同归三部脉理歌

寸关尺脉辨阴阳，足部奚常在此乡，手足六经同部看，须明天地大文章。云从地起天为雨，日映云霞散彩光，识得阴阳惟是气，气中求气要端详。寸关尺是谁司气，肺本如天包大荒，总理奇经十五络，一身强弱尽堪量。其间机变凭神会，不在拘拘部位当，初学不从脉位说，更无阶迳可升堂。《内经》七诊谁能达，头上胸前足两旁，手上寸中併合谷，此为脉要莫遗忘。不通大道凭歌诀，无用与之论短长。

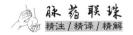

发明常脉、病脉、变脉、奇经脉、贵脉、贱脉、真脏脉、贼脉总诀

常　脉

常人本脉，不可不识，形脉相和，无疴定必。长人部疏，矮人短接；肥人沉取，瘦人浮得。躁性无缓，宽性无急；白人气弱，黑人血热。三部九候，四季应节，春弦夏钩，秋毛冬石。脉应其时，又合形色，往来和缓，是乃无疾。

病　脉

既知其常，须明变易。前后大小，阴亏阳实；阳弱阴强，沉寸浮尺；人迎盛表，气口壅食；去来缓滑，内外分析。不及太过，概为病设。

变　脉

变脉之病，伤寒瘟疫，脉症互异，阴阳变别，阴症似阳，阳症阴脉，诊治方法，载明经集。医者遇此，形症断决，粗心误人，医家之责。

奇经脉

又有奇经，诊于八佾。直上直下，督脉浮得，冲脉之来，中央坚实。任脉紧细，透寸长急。寸左右弹，阳跷可决。尺左右弹，阴跷认的。关左右弹，带脉病出。尺外斜上，阴维路适。尺内斜上，阳维络越。为病用药，联珠有诀。

贵贱脉

贵脉贱脉，禀气所及。纯阴纯阳，宜充气血，和缓轻清，富贵中觅，寒贱下流，脉神总劣，昏粗重浊，往来滞怯，神旺神衰，贵贱有别。

真脏脉

至于真脏，不可不识。肝绝之脉，循刀切切。心绝之脉，转豆躁疾。脾绝雀啄，屋漏下滴。覆盆流水，肠胃气歇。肺脉吹毛，釜沸波溢。肾脉之败，解索弹石。胆脉之绝，麻子一粒。虾游鱼翔，命门火灭。膀胱脉尽，如泉涌出。

贼　脉

又有贼脉，反时非吉，季月脉弦，秋洪春涩，夏沉冬缓，俱见贼克，更无胃气，其人死即。参详神气，断之以日。

治学要求

为学之要，四诊勿失，神圣工巧，望闻问切，穷志研心，以修仁术，其道精微，理难尽笔。

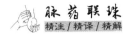

痧脉症治要诀

痧胀的病因、病机及发病

痧胀一症，民病最急，稽考古书，俱未详悉。细揣《灵》《素》,《难经》《甲乙》，比较痧证，邪风乃即。诸治论中，次第言及，触不正气，病名关格。何以然之?《内经》论说，风行于地，尘埃蔽日，荡水扬波，淤沙混溢，岚瘴毒雾，污秽扰结，曰风曰气，曰痧称质，浑浊搅乱，营卫否塞，所以各痧，与风分别。脾胃薄者，受病最易，邪中皮毛，肌肤筋脉，疾如风雨，伤脏重极，或由外感，或入口鼻，或触即发，或伏变。

痧胀感而即发的脉症

即发之状，呕恶气逆，绞肠霍乱，冷麻闷嗌，钻心锁喉，噤口瘹膈，抱头缠腰，落弓挛厥，暗痧扑鹅，诸多名列，眩晕颠仆，乌痧胀卒，中恶怪症，皆痧所迫，清浊不分，经络隘隔，脉不应症，唇青面白，其脉变易，或伏或草，或大或细，或促代结，部位错乱，至数沸歇，神愦舌强，难施药力，治之不速，命悬顷刻。

痧胀的诊治大法

刮提刺放，是为要诀。验痧之法，指甲及舌，四弯青筋，甲尖黄白，舌下紫筋，重者变黑。刮疏腠理，皮毛邪脱。胸腹膺乳，阳明痧截；少阳经痧，刮腋两胁；太阳痧症，刮腰背脊。

风池风府，膏肓后肋，头项周提，三阳并揭。邪缠经络，非刺不出，臂膊腿弯，青筋认的，手足指端，刺痧要穴，扎住入针，放去恶血，营卫疏通，脏腑邪释，然后调将，死生关节。

痧胀感而不发的脉症

感不发者，本元不怯，隐伏膜原，变成瘟疫，形劳正亏，邪发脉急，不浮不沉，舌胎白色，病能缠染，恶气化迹，有《瘟疫论》，吴又可集，治法次第，伤寒变式，独出心裁，前人未及，补阙开蒙，医门之杰，论未及痧，是其所缺。《痧胀玉衡》，郭右陶辑，宣明痧症，辩论确的，敷演变症，亦至数十，治法不离，仲景法则，虽不引经，颇有见识。

痧胀的治疗和用药

大凡痧症，触臭秽得，扰乱清阳，浊阴秘郁，湿火司化，更多是疾。气分血分，认明端的，气分提刮，血分刺泄。更察脏腑，有无宿食，宜消忌补，宜损忌益，宜疏忌敛，宜凉忌热，治痧之要，一言可毕。有痧不去，徒施药剂；不信痧者，被害不一；医家不慎，难辞咎责。东南地卑，气温多湿，更食鱼盐，人患中热。湿生污秽，风行不洁，其气浑浊，称痧名切，人触提刮，古治砭石。西北土厚，风高清沏。人嗜酸寒，肌肉固密，邪风侵发，必至筋脉，宜用针刺，提刮不出，痧症刮放，痛苦顿灭。用药调理，大忌辛热，误用乌附，如砒之烈，七孔流红，尸变青赤，医经未载，《洗冤录》述。百病之始，皆痧壅塞，刮放后药，庶全医术，痧后用药，另详歌诀。

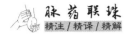

浮沉迟数四提纲兼脉主病歌

浮脉部（无沉牢及伏共计二十五脉）

浮脉因风，表症宜通，羌活甘草，藁本防风，细辛白芷，苍术川芎，黄芩薄荷，更益姜葱，临时斟酌，寒热上中。

浮迟之脉，有风里虚，却邪活血，归芍吴萸，细辛附子，杏草桂枝，麻黄姜枣，通草加芪。

浮数风热，宜解宜清；防风羌独，升葛人参，芍柴甘草，轻散和阴，石膏竹叶，麦夏香粳，吴萸连合，引火下行。

浮滑风痰，宜清宜降，苏叶白术，天麻治上，乌药芷沉，青皮参况，芪草羌防，前胡酌量，厚朴僵蚕，川芎开畅，薄荷荆芥，蝉蜕轻扬，加减得宜，随时摒挡。

浮弦肝疾，血少因风，当归芍药，生地芎劳，阿胶熟艾，羌活防风，参苓术草，柴半和同，煎加姜枣，解表调衷。

浮涩肺盛，气热少血。病在皮毛，散宜泻白，地骨桑皮，甘草粳粒，归地芍栀，黄芩白桔，知母麦冬，五味堪入，加味同名，止咳嗽急，或兼湿气，分消汤泄，参附归芪，麻黄连柏，半夏升柴，吴萸姜泽，澄茄草蔻，厚朴开郁，更用木香，散膨解结。

浮大邪郁，或成疮疥，疏风败毒，防风荆芥，羌独柴前，枳桔苓概，连翘栀子，薄荷表快，外甚阴虚，滋阴药赖，地芍芎归，草连并派。

浮缓风湿，祛风燥脾，羌独藁本，防风草宜，川芎防己，二术黄芪，猪茯苓合，泽泻桂枝。

　　浮洪之脉，阳邪猖獗，表里俱病，怯寒身热，麻黄桂枝，杏草并剂，芍药姜枣，先令汗出，口苦唇干，芩连知柏，石膏栀子，淡豉羌活，升葛地黄，龙胆草入，抑阳救阴，治之法则。

　　浮实之脉，内热外风，或作呕恶，胃气冲冲，表里兼治，宜散宜攻，麻黄薄荷，荆芥防风，连翘栀子，归芍川芎，硝黄芩桔，膏滑石同，熟军甘草，最益姜葱。

　　浮紧风寒，急宜温散，桂枝杏仁，麻黄发汗，芍药甘草，防风可赞，满身疼痛，和营勿慢，芎归炮姜，加枣和办。

　　浮长有热，病在阳明，表里之候，气口人迎，左长宜表，升麻葛根，芍药甘草，苏叶黄芩，陈皮枳半，羌活前荆，气口应者，连栀生军，芒硝葶苈，甘遂杏仁。

　　浮芤主血，或瘀或失，麻黄参芪，芍药草麦，五味桂枝，当归白及，茯苓生地，热加知柏，山药山萸，丹皮可益，肠红鼻衄，更加侧柏，或长痛疽，外科另择。

　　浮微正亏，血虚阳弱，宜用八珍，人参白术，茯苓甘草，熟地白芍，芎归芪桂，加减斟酌。

　　浮细内伤，气血俱少，若或急涩，阴虚精槁，补气养阴，可将命保，生熟二地，当归炙草，黄芪人参，麦冬酸枣，柏子茯神，五味加好。

　　浮濡之脉，正弱寒湿，扶脾补气，人参白术，茯苓甘草，黄芪蜜炙，防风扁豆，可止飧泄，熟地怀山，车前牛膝，泽泻丹皮，附桂可入。

　　浮弱阳虚，骨痿体痛，客风冷气，相钻瘭疭。关前关后，冷热不共，关前先见，表热虚重，生地熟地，当归杜仲，羌独

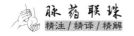

天麻，元参桂从，草薢牛膝，风热湿送。关后甚者，肝肾引动，川芎细辛，秦艽湿统，五味茯神，参芪补供，枣仁丹砂，镇肝定恐，肝平风息，补药治众。

浮虚伤暑，正亦亏怯，人参麦冬，黄芪白术，炙草陈皮，五味黄柏，或益当归，弱人应吃。形体壮者，香薷表泄，厚朴黄连，扁豆苍术，泽泻猪苓，加草滑石。

浮革邪搏，风湿相成，体强人健，表里同行，麻黄白术，桂草杏仁，青陈连柏，泽泻人参，升柴厚朴，苍术猪苓，吴萸白蔻，炒曲云苓，或加羌活，香附南星。虚寒病者，脉隐无神，房劳久疾，败血伤精，急宜峻补，归芎加参，黄芪五味，木香桂心，枣仁熟地，远志茯神。

浮动阳虚，神迷汗出，归芎黄芪，人参白术，人迎相应，桂附如入，气口相应，甘草夏麦，血痢崩中，熟地炒黑，川芎苁蓉，茯苓利湿，可加防风，姜枣煎食。

浮散之脉，难与图存，人迎相应，淫耗其神，气口应者，欲竭其精，急则治标，麦冬人参，五味敛气，九死一生。

浮短气壅，亦属阳虚，滞积弗运，乃致不舒，补以参术，草橘黄芪，砂仁白茯，姜枣吴萸，沉香香附，痞膈能除。

浮促阳盛，内热炎炎；或有疮毒，怒气胸填，治宜分等，解热为先，或斑狂躁，表下安然，芍药甘草，黄柏芩连，归芪生地，麻黄根煎，有毒症者，硝黄翘添，薄荷栀子，热退病痊，代茶饮者，银花芦尖。

浮结是积，阳与阴别，邪滞经络，表之堪释，兼行痰气，一举两得，羌活桂心，防风苍术，细辛茯苓，麻黄干葛，防己甘草，利其湿热，半夏当归，前胡苏叶，厚朴槟榔，香附解郁，五加木瓜，陈皮堪合。

浮代不祥，其命难长，惟有病极，孕妇无妨，痛风跌扑，随症调将，伤寒见者，炙甘草汤，桂枝参麦，阿胶地黄，麻仁甘草，大枣生姜，孕妇调理，独圣散当，砂仁一味，为末酒尝。

沉脉部（无浮及革共计二十六脉）

沉脉为里，或气或积，气郁脉软，积则有力。治积宜攻，治气调益。攻积之剂，大黄枳实，厚朴芒硝，污浊可涤；木香槟榔，三棱莪术，苍术当归，疏热导湿。脉沉软者，调气散郁，香附神曲，栀子炒黑，川芎山楂，麦芽可入，沉香乌药，人参补益，腹胁膨胀，服之可释。

沉迟之脉，为冷为寒，附子理中，可以投缘，草姜参术，乌附相参，脉若有力，攻行始安，厚朴肉蔻，草果同煎，木香大腹，肉桂心添，醒脾开郁，行水为先。

沉数内热，邪伏阴经，或提或散，清热方宁，升麻羌活，白芍葛根，黄连生地，知母黄芩，石膏参草，栀子蘗清。若或有力，芒硝生军，连翘薄荷，配合清心。

沉滑痰实，宜降宜攻，陈皮半夏，茯草和中，加苍白术，香附川芎，黄连枳壳，厚朴橘红，藿香参入，苏叶子同，星香乌药，气下疾松，若或滑甚，滚痰丸攻。

沉涩少血，亦主寒湿，少血宜补，加味四物，芎归熟地，白芍连柏，五味麦冬，人参苍术，杜仲知母，可加牛膝，三痹汤和，驱风利湿，续断细辛，防风独活，芪桂茯苓，秦艽草入，五脏痹者，合用五积，麻黄苍芷，陈朴夏桔，枳壳干姜，临时损益。

沉大里证，谨防夜厄，邪伏五脏，三焦壅塞，或提或导，逐邪要诀。调中益气，升提邪出，升紫参芪，木香苍术，甘草橘红，开郁利湿，若或内结，硝黄可入，除却参芪，加朴枳实，黄芩白芍，当归宜益，治理无讹，破气调血。

沉缓气弱，每多眩晕，四季脉缓，不为之病，中洲土湿，时时气闷，条肝疏土，更兼益肾，肾弱肝郁，发痞满症，沉香木香，羌苏叶并，槟榔大腹，术草芎进，更用木瓜，肝脾痹静。若有内寒，干姜力劲，厚朴姜黄，参芪扶正，陈泽白蔻，砂仁气顺，甘草益智，通益心肾，或水肿胀，舟车丸定。

沉洪之脉，病在阳明，三焦并热，宜散宜清，黄连黄柏，栀子黄芩，升麻归地，犀角通灵，丹皮翘草，加用葛根，舌胎黄者，可益生军，知母白芍，用以敛阴。

沉实结热，三焦壅塞，风寒贯经，滞痰夹食，治宜豁达，兼用表剂，厚朴槟榔，草果散郁，知母黄芩，草芍羌活，葛根柴胡，生军涤积，三阳并治，伏邪提出。若紧带迟，腰间洞泄，乃是胃寒，或成呃逆，治先理中，推荡寒积，大黄芒硝，归尾朴枳，桃仁肉桂，附子羌活，姜木茴香，加草参术，寒热同施，并行不悖。

沉弦血少，或停饮浆，有力困酒，无力劳伤，直来直去，胁痛难当，抑肝扶脾，滋阴和阳。若治停饮，枳壳槟榔，猪苓泽泻，赤茯木香，半夏苏子，桔橘生姜，木瓜吴萸，柴朴草将，青皮白术，草果劻勷，黄芩白茯，煎用枣姜。脉若无力，补血地黄，山萸山药，丹泽同方，或益附桂，八味丸良。

沉紧内寒，腹中必痛，在上胃疼，在下后重，阴凝之疾，温散开壅，附子干姜，归芍为从，厚朴陈皮，参椒酌用，桂茯肉蔻，丁木香供，升降得宜，细辛引动，温经发表，麻黄可统。若有外症，施治不共，紧滑宜凉，前方不用，丹皮桃仁，硝黄一哄，瓜蒌山甲，防芷堪奉，连翘归芪，金花调送。

沉长之脉，阳邪潜伏，热闭阳明，大肠积蓄，若或壮热，防发阳毒，治先下之，大黄生熟，归芍甘草，丹皮赤茯，防己白术，生芪治足，加芩苍术，连翘独活，牛膝木通，枳陈开豁，宣散疏通，寒温用熟。

沉芤有瘀，或便或溺，失血过多，必见是脉。带紧肠痈，带滑淋热，治先调和，归尾艾叶，地芍川芎，阿胶草炙，或加地榆，胡索牛膝，丹皮桃仁，桂心蓬木，姜黄红花，散瘀之剂，若失过多，宜先补血，一味丹参，止加三七。凉以蒲黄，涩烧卷柏，苎根发灰，草霜犀屑，热益芩连，寒加芪术，吐衄崩便，分虚与热，临时变通，方中损益。

沉微阴亏，或痢或汗，若在病后，误下为判，治惟补正，参芪桂半，草术茯苓，归芍同赞，五味熟地，或益姜炭。如崩血漏，伏龙肝断，阿胶蚕沙，搜风救难，中寒气虚，附乌雄辨。

沉细之脉，气少体弱，带紧神劳，滑致僵仆。僵仆因痰，神劳痛作，紧宜治血，参芪术托，熟地萸归，苁蓉桂酌，茯草防风，五味敛约。如或滑促，痰火灼烁，治宜清理，半扶半削，加夏橘红，紫苏厚朴，消火丹皮，生地白芍。治血妄行，生磨犀角，补气行痰，降火之药。

沉濡亡血，致有冷痹，下部有热，小便不利，冷痹宜温，归芍熟地，肉桂川芎，参芪助气。小便闭淋，滋阴得济，石斛

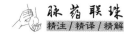

丹皮，麦冬五味，草稍木香，苓术湿利，山药健脾，鹿胶合剂，阿胶和血，滋肾养肺。

沉弱虚极，气亏血竭，寸见阳衰，尺见精绝。救弱之法，惟有补益，扶阳补气，救阴滋血，阴阳平补，四君四物，十全大补，建中选择，变易之法，熟地巴戟，山药黄芩，小茴牛膝，杜仲五味，苁蓉润泽，远志菖蒲，枸杞枣蜜，鹿角胶霜，故纸补益，柏仁菟丝，地苓得力。

沉本无虚，肥人亦有，不为伤暑，气亏精走，脚弱喘促，胃弱致呕，补中益气，扶土为首，参术芪苓，归芍麦偶，熟地茯神，桔半草友，五味莲肉，怀山甘枸，远志枣仁，麝沉香诱，附子苁蓉，鹿茸用牡，或益牛膝，下行不苟，调理阴阳，精神抖擞。

沉牢怪脉，脱精败血，寒热相搏，或满或急，妇人半产，治宜分别。半产崩漏，当归艾叶，熟地阿胶，芎芍芪炙。败精症者，川乌巴戟，故纸茯苓，怀山白术，苁蓉草薢，石斛白蒺，肉桂桃仁，并追寒湿，或加吴萸，川椒狗脊，龟鹿二胶，麦冬回脉，丸用天真，或堪避厄。

沉动阴虚，时时发热，或惊或痛，四肢挛厥，阴阳不和，治宜解结。当归芍药，草苏芎桔，半夏青陈，乌药二枳，槟榔大腹，木香磨汁。虚有汗者，黄芪补益，防风茯苓，牡蛎白术，若或是虫，脉带曲屈，妙应杀虫，黑丑鹤虱，雷丸槟榔，贯众大戟，轻粉大黄，使君黑锡，苦楝根行，茴香疝截，或加川椒，芜荑干漆，皂角煎丸，雄黄衣赤。一补一下，治法迥别，学者慎之，道难尽笔。

沉部无散，散原在浮，沉中浮取，荡漾可求。浮中之散，柳絮风流，沉中之散，水溜鱼游。人得此脉，大命难留，五脏不禁，四肢不收，面青鼻黑，夜半魂游，稍尽人意，辽参汤投。

沉伏邪闭，先候人迎，寒暑湿热，霍乱转筋。治宜和解，扶土安神，夏陈白术，藿朴枳槟，桂姜甘草，除湿和经，川芎香附，羌独苍增。恶气郁者，檀麝冰沉，荜茇诃子，犀角硃丁，乳木安息，苏合油真，驱邪辟恶，救急通灵。

沉短气滞，阴中伏阳，七情郁结，秋日无妨。治须调理，寸尺弱强，寸短有力，气结阻映，陈皮厚朴，乌药草苍，砂仁白蔻，檀藿木香，丁皮半夏，参补为良。尺短腹痛，消导何妨，青皮蒟子，广茂槟榔，麦芽神曲，枳橘茴香，菖蒲故纸，澄茄可襄。尺寸无力，六君子扬，补气调理，加减相当。

沉促之脉，内热炎炎，不为瘀积，亦发狂斑。治宜清热，凉血为先，归芍生地，栀子黄连，石膏荆芥，升麻芩兼，丹青皮草，知柏合煎。发斑外症，解毒求痊，犀角青黛，元参芦尖。或多积者，宜下通宣，大黄生熟，轻重加添。大病之后，此脉不便，滋阴二地，二冬参全，促日见急，难保延年。

沉结阴积，痰饮血滞，缓而歇止，其脉便是，去积宣通，此为正治。理气导痰，南星枳利，草夏陈皮，丁木香继，砂仁白蔻，香附开闭，青朴归芍，参术补气，神曲茯苓，升葛提剂，苍术地榆，姜桂协济，补泻同施，医家留意。

沉代之脉，至数先求，五十止歇，不治自瘳。四十止歇，四载春忧。三十止者，三载春愁。二十定歇，两载夏休。十五一止，期年仙游。十数内止，论日断谋，何脏先病，逢克则因。此等脉见，大命难留。

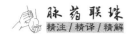

迟脉部（无数，共计二十七脉，而革牢合一诀，盖缘浮则为革，沉者为牟故也）

迟脉为寒，血凝气少，人迎浮应，其寒在表。附子桂心，芪术姜枣，芎归茯苓，熟地益好，重用防风。表寒一扫。头痛加芷，熟艾宣道，苍术吴萸，加参椒炒。临时调济，心灵技巧。

迟浮寒得，亦成于风，风寒相搏，呃逆冲冲。宜温宜散，姜附温中，羌活茴术，上下疏通。心下痞满，气口必隆，桂枝白术，草茯和融。肺寒塞者，麻独防风，紫菀五味，防己天雄，秦艽椒菊，山药黄逢，细辛贯众，杜仲归芎、参芪肉桂，草石膏从。疾兼药众，散号八风，临时抽换，大格为宗。

迟脉阴象，兼沉里伤，有力是积，无力虚殃。有积腹痛，绞结非常，人参姜附，归草硝黄，寒热并进，古哲奇方。迟沉无力，前药更张，硝黄并去，用术丁香，丁皮陈朴，阴甚服良。加芪肉桂，熟地劻勷，扶羸救弱，黄雌鸡汤。

迟滑蓄饮，正气不充，腹胁膨胀，郁滞宜攻，久郁化热，口臭牙风。治先疏理，枳朴宽胸，猪苓泽泻，半夏橘红，前胡芍药，旋覆花从。内气弱者，参术补中，茯苓肉桂，甘草姜通，加沉香附，丁蔻通融。

迟涩之脉，血少瘀窠，精伤痿痹，枯槁沉疴。先宜补血，三地须多，人参归芍，山药黄和，术芪陈茯，远志除疴，蘆茹鲗骨，枯症能瘥。纵有瘀积，缓缓消磨，更须自养，服饵休讹，少失调养，神手无何。

迟大寒疾，更看浮沉，浮是表寒，沉乃虚证，或为燥结，或为骨疼，寸大头胀，尺大湿淋，血虚气盛，土实寒凝。治先温解，须认六经，三阳表症，姜桂杏仁，麻黄甘草，白芍人参。病在阴分，附子细辛，川芎半量，五味茯苓，呕恶胀闷，水湿俱清。寒中夹热，加用黄芩。若或淋闭，汤用五苓。尺部独见，危症非轻。

迟缓形同，缓长迟短，缓利迟滞，迟硬缓软。诊察此脉，内外深浅，外缓内迟，里寒不免，若是表寒，外迟内缓。迟缓相兼，寒湿病伴，筋骨拘挛，手足痛瘗，治驱寒湿，附桂温暖，苓术参草，干姜散满。尺寸上下，头脚病管，若或头痛，芎芷一赶，脚气湿痹，苍术宜篡，细辛藁本，羌独草断，当归活血，经络滞散。加减抽添，灵机宛转。

迟本无洪，来盛即是，心腹胁痛，热因寒滞。宜疏宜解，勿作虚治。先去表寒，麻黄散利，羌柴葛桔，三阳通济，芷芎芩草，苏叶下气，里热宜清，石膏合异。治法有条，医家会意。

迟实寒积，胁胀呃逆，脉虽见寒，胃家热郁。用桂香附，青陈藿枳，益智甘草，温中散结。若或行瘀，三棱莪术，胡索姜黄，草蔻宜入。调血归芍，木通利湿，赤茯丹皮，能清郁热，槟榔木香，破气最捷，木瓜伐肝，健脾白术，更换抽添，临症选择。

迟弦劳脉，血弱乘风，满身疼痛，胁胀膨胸。治先补血，益气加功，当归熟地，参桂芪同，山萸枸杞，肝肾和融，茯神远志，苡枣仁从，羚羊角屑，心脾气通。外邪欲却，羌独防风，白术五味，山药川芎，木瓜疗痹，筋脉舒松。

迟紧伤寒，阳弱气少，满身挛急，呕噁痛搅，发表温经，调血宜早，麻黄附子，当归甘草，芍药桂枝，饴饧姜枣，或加吴萸，细辛姜炒。回阳急救，加减须晓，心细胆大，重剂始好。

迟长有毒，阳盛夹寒，邪犯下体，脚步蹒跚。治先表散，风药同攒，羌防苍术，附子可参，麻黄柏芷，咽痛僵蚕，升麻佛耳，芪草同煎，细辛可入，追散风顽。若发外症，凉暖并安，赤芍花粉，陈贝穿山，归尾皂刺，乳没同班，银花合酒，肿痛消蠲，脉迟因痛，勿作寒看。

迟芤之脉，瘀血内凝，或为淋闭，或为中崩。消瘀生血，用药宜温，芎归白芍，熟地桂心。瘀多未下，莪术三棱，漆灰茜草，加用郁金。失血过多，补正人参，黄芪白术，陈草茯苓，荆芥侧柏，烧灰服灵。若或救急，散用黑神。

迟微虚寒，气血俱竭，惟宜滋补，不用峻剂。远志茯神，参芪草炙，当归肉桂，枣仁心益，或利自汗，防风龙骨，熟地天冬，五味浮麦，附子可加，麻黄根节。败血伤精，致得此脉，丸用斑龙，丹尝金液。

迟细之脉，气弱神劳，五脏凝冷，饮食难消。除湿补火，疗治有条，滋益五脏，通理三焦。远志熟地，山药萸交，杜仲枸杞，五味楮桃，茴香牛膝，续断筋牢，菟丝巴戟，苁蓉酒浇。火衰精脱，丸用仙茅，柏霜苍术，白茯宜饶，车前利水，枸地均邀。临症加减，笔难尽包。

迟濡之脉，微细相同，治先补血，于此异工。当归熟地，姜桂温中，涩精缓肾，巴戟苁蓉，杜仲牛膝，淋沥收通。真元亏损，当用鹿茸，起痿韭子，菟丝倍从。若或遗漏，五子衍宗。

迟弱之脉，精气两亏，治法惟补，尺寸同推。寸过于尺，心肺药陪，山药远志，茯神当归，菖蒲五味，巴戟为媒。尺弱于寸，肝肾先培，山萸熟地，牛膝小茴，苁蓉杜仲，续断枸肥，丸加枣肉，益肾心脾，二至百补，鹿角胶培，黄精楮实，天麦冬搓，金樱菟丝，龙眼肉椎，牛膝枸地，煎膏听为，加鹿角霜，芡实粉随，知母生地，五味无违，茯苓山药，参芪扶赢，和膏丸服，起弱补衰。

迟虚阳弱，脱精劳役，气促自汗，寒暑两极。正治寒暑，六和汤剂，藿朴杏砂，半夏茯苓，木瓜扁豆，甘草参术，姜枣煎之。寒加苏叶，暑益香薷。常人是脉，赢瘦久病，宜补气血，当归黄芪，人参草炙，芍药桂心，夏附并入。或丸或膏，缓缓调食，颐养在己，稍假药力。

迟见牢革，牢革多迟，血亡精败，药力难施，人迎气口，不应难医；中风中湿，阴伏阳离。惟先峻补，宜用归芪，白术附子，炙甘相依，芍药官桂，姜枣煎之。且待脉软，随症施为，若或不转，五日死期。

迟本无动，间或有之。关中豆转，寒痹伤肢，虚劳湿痛，手足拳拘，常人是脉，平胃调之，苍术陈草，半藿相宜，吴萸可益，川椒用奇，寒痰解散，脉自开移。若久病后，附桂同施，白术芍药，茯草堪依，人参炮姜，温补扶持。阳动汗出，阴动热司，若如麻促，肺绝难医。

迟原无散，散即鱼翔，屋漏弹石，虾游影张，五脏气散，污溺遗常，六腑气尽，四肢青黄。病成不救，团参散良，聊尽人事，至此凄惶。

迟伏邪闭，霍乱病成，阳浮阴落，吐泻惊人，僵仆禁口，开关散清，为末吹鼻，皂荚细辛。得苏用药，三部宜分，寸痰尺积，关伏邪停。治先和解，凉暖兼行，黄连附子，黄柏桂心，椒姜梅肉，当归人参，细辛透肾，白术宜斟，防风甘草，追散六淫，治法活变，学者细心。脉伏兼涩，劳思伤神，沉痼

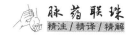

久疾，专补血精，十日不复，命必归阴。

迟短寒积，或感七情，气少血滞，三焦饮停。治宜温暖，宣气通营，积行气复，气足瘀行。一消二补，附子人参，炮姜五味，麦草茶陈。有痰食滞，消导须均，丁香半橘，茯桂砂仁。血亏寒疝，补泻要明，生姜二地，归芍加增，红花没药，胡索五灵，或加香附，舒气和经。

迟脉无促，结毒有之，外寒内热，胶结推移。痰食瘀血，疽肿脓漓，随症施药，寒热兼医。表寒理热，麻黄草依，防风苍术，升葛参提，归芍白芷，解表疏肌，清热内散，栀子丹皮，芍柴调血，术茯和脾，蔓荆可入，犀角加奇，大寒大热，疗治非宜。寒热并者，黄连吴萸，治疗有法，勿可多岐。

迟结类促，结乃属阴，内积寒滞，或感七情，阴阳离隔，治要和宁。川乌附子，香用茴沉，良姜干姜，吴萸桂心。湿用苍茯，气合砂槟，血须胡索，莪术三棱，丁皮青皮，甘草同斟。虚用生化，芍归桃仁，补血熟地，血畅积行。

迟而见代，其命将倾，救急温暖，附子人参，丁香可入，姜枣煎斟。形神若坏，用药无成。中风胎孕，随症施行，风痰壅者，加用胆星，孕妇痛厄，川芎归身，胎留人死，胎落人生。

数脉部（无迟与缓，而革牢为一诀，共计二十六）

数脉属热，三部分详，寸见上热，关应腹肠，尺数淋闭，溺血脱肛。左数目病，右数喉疮，或烦或呕，或闷癫狂，皮枯燥痒，痈肿疔殃。法惟清火，治道为良，元连参橘，薄荷牛蒡，翘柴升桔，马勃蚕僵，通淋止渴，木通地黄，板蓝消毒，统理疮疡。不浮不沉，舌胎积霜，瘟疫初起，达原饮尝，草果甘草，厚朴槟榔，知母芩芍，散伏清凉。加羌柴葛，并治三阳，邪或传里，即用大黄，时疫要剂，并号天方。

数浮阴亏，按必无力，因热生风，不可汗泄。治先滋阴，阴足火息，二地生熟，二冬天麦，石斛黄芩，犀角磨屑，用山豆根，加枇杷叶，枳壳甘草，浮热并揭。或至瘰疬，身痒疮疾，荆芥当归，驱风活血。

数沉里热，上下宜分，有力邪伏，无力虚征。治邪和解，郁火提清，升柴栀杏，赤芍黄芩，石膏知母，草豉大青，厚朴枳壳，实表加增，麦冬生地，五味葛根，甘草花粉，益气加参。

数脉带滑，停食停痰，脉分虚实，尺寸两关。关宜开导，枳实陈甘，南星芩夏，栝楼茯连，杏仁表里，并治热痰，麦芽神曲，食滞推删。寸滑头眩，天麻定旋，黄柏泽泻，肾热消蠲。正元亏者，芪术参班，或加旋覆，开豁软坚，荆沥竹沥，随意调添。

数而见涩，血亏火炽，补阴热散，生地凉血，熟地芍药，黄芩清热，黄芪天冬，枸杞地骨，以补以清，治法最得。芎归知母，丹皮破积，莲肉参甘，熬膏补益。或加茜根，阿胶侧柏，血热妄行，俱堪止截。

数大之脉，热病渐进，须察浮沉，药方再定。浮则表热，三阳的认，麻黄发表，升麻提净，石膏竹叶，清胃津润。黄芩麦冬，大青寒性，苍术荷叶，合煎清震，羌防芎藁，柴胡引症，太少阳明，诸药治进。黄连生地，火消血任。脉或沉大，内热已甚，舌有黄胎，急下方称，归芍芎地，硝黄草并，不用枳朴，脉非实论。

数脉兼洪，阳邪烦极，为狂为祟，清神驱热。黄连解毒，

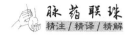

连翘黄柏，知母黄芩，生地草桔，清火滋阴，表散更急，防风羌独，藁本治湿，防己泽泻，归芪血益，苏木陈皮，理气解结，提斑升麻，贯众犀屑，赤芍元参，疮生口舌。谵语狂言，大黄可入，牛黄冰片，朱砂邪辟。气促目瞑，须防厥逆。

数脉带实，火热冲冲，人迎气口，表里不同，表须兼里，三化汤宗，羌活厚朴，枳实宽胸，大黄涤荡，硝石里攻，栀子黄柏，甘草和同。或有蓄水，气口脉隆，二香茴木，黑丑禹功，随症加减，治法宜通。

数弦之脉，内热虚劳，中关停饮，胁痛烦㤎，或为疟疾，治法分条。虚风劳弱，归地先熬，川芎白芍，防芷风消，细辛藁本，筋脉和调。或有停饮，脚气病交，防己犀角，木通草稍，槟榔黄柏，二术炒焦，凉血生地，加用石膏，芩连可入，桃仁瘀销，牛膝竹沥，湿热俱飘。若见疟症，一味青蒿，或加桂心，末服酒调，柴胡厚朴，半夏痰消，青皮白茯，苍术宜招，槟陈甘草，灵仙可邀，姜葱大枣，阴阳水熬，首乌鳖甲，白术归梢，黄柏知母，治疟平调，参芪升草，虚者更挑。

数而带紧，寒热往来，鼻塞头痛，目胀难开。沉热在里，浮表不乖。表宜羌独，芎桔前柴，茯苓甘枳，消补同俳。脉沉腹痛，里积堪猜，大黄苍术，加味各侪，芩连术泽，湿热行该，神曲枳实，生军勇哉，或加硝朴，舌有黄胎。

数长之脉，阳毒狂惊，壮热烦闷，病起阳明，消毒疏解，表里宜分。羌防柴芷，翘桔芎荆，射干枳壳，连草条芩，大黄竹沥，痰火宜增。升麻犀角，汤饮芦根，石膏寒水，表里双消。若有外症，用苦黑参，菊花栀子，阳毒邪轻。

数脉见芤，血必妄行，寸芤吐衄，关芤便崩，尺必淋溺，肠痈或成，吐衄便溺，治法通均，生熟二地，连柏黄芩，归芪和补，凉剂兼温，地榆芍药，续断黑荆，槐花栀炭，能止便崩。通幽销瘀，红花桃仁，藕节荷蒂，或煎苎根。一味牛膝，地髓治淋，肠痈脏毒，皂枳乌槟，穿山赤芍，芷草元明，花粉甘草，可入生军。脓血尽者，内补勿行。

数微阳弱，乍热乍寒，汗下之后，元气未还，浮沉宜别，表里祥参，三和七补，斟酌其间。参归熟地，甘枸怀山，茱萸杜仲，浮要加删。秦艽鳖甲，地骨柴班，青蒿知母，劳嗽能安。沉加紫菀，贝母消痰，阿胶五味，芩桔牡丹。症分久近，气色同看。

数脉兼细，火动阴虚，神烦气促，劳疾难医。滋阴降火，和解扶脾，人参生地，知母黄芪，鳖甲白茯，甘夏桑皮，天冬紫菀，艽桔柴提，加桂芍药，地骨相宜。

数脉兼涩，亡血骨蒸，小便不利，内热频频。滋阴益血，生地归身，麦冬白芍，桑白苈斟，知柏五味，熟地辽参，白术甘草，远志枣仁，葳蕤膏美，或服黄精。

数而脉弱，阴损阳离，骨痛气促，精竭神疲。治宜大补，清热先施，虎胫熟地，归芍陈皮，知柏龟板，锁阳用奇，牛膝羊肉，酒煮丸之。加姜白术，茯草菟丝，河车五味，甘草和兮。加用龙骨，济阴止遗。若或气弱，可益参芪。

数虚浮热，火动阴亏，精气有损，形体俱羸。寸虚口糜。尺虚肾衰，滋阴降阳，援弱扶危，人参山药，熟地当归，外邪不尽，升柴散挥。陈皮甘草，石斛膏倍，木通知母，石膏解肌。虚烦渴甚，桂浆解围，以热治热，医道深微。

数本无革，深察有之，浑浑革革，涌泉相如，弊弊绰绰，

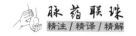

弦绝死兮。或云脉溢，形按鼓皮，沉取曰牢，推按不移。半产崩漏，亡血精遗，至此惟补，膏用两仪，人参熟地，参术亦宜。血海败者，人参汤奇，不施杂药，气血不齐，且待脉转，方许可医。无神尺绝，二日死期。

数而带动，三部须明，寸动汗出，尺动热惊，关动虚闭，阴结阳凝。寸部扶阳，尺部敛阴，关中和解，参术茯陈，藿砂草夏，加用黄芩。寸动盗汗，用麻黄根，小麦连柏，芪地归身。尺动清火，丸用约阴，归术芍地，五味芩苓，石脂续断，地榆丹参。抽添更易，临症详明。

数散之脉，阳离阴绝。人迎相应，淫邪脱泄。气口相应，精血耗竭。至此求生，医终无益。或因霍乱，产后受暍，中暑误药，夺命救急。上党人参，煎汤冷吃。脉不转者，终归于殁。

数而脉伏，阳被阴逼，外邪相侵，内有结积，或为霍乱，或为关格，先和后理，药用凉热。黄连干姜，半夏和膈，桂枝人参，甘草宜炙。大便不通，元明粉益。且待脉起，随症调摄。形体虚羸，滋补为急，归地枸杞，杜仲牛膝。肉桂引火，姜附加得，以阳散阴，郁开热息。此等机关，疗治勿失。

数而脉短，心痛气凝，或为食积，或血不行，治先疏理，没药砂仁，良姜川楝，山甲五灵，青皮胡索，茴木槟沉，木鳖炒治。尺短疝疼，木通石斛，栀子黄芩，黄柏枳壳，泽泻草生。寸短上热，加减随经，热积消散，气复脉平。脉软弱者，益气参陈，竹茹止呕，脉畅胃清。若无神气，病亦可惊。

数脉又促，阳极阴憔，发斑狂叫，舌裂唇焦。六经同治，并理三焦，表里清散，生地阿胶，黄芩柏叶，知芍阴调，山栀滑石，桔梗石膏，生草芎术，内热堪消。热生风者，羌防可邀，薄荷荆芥，前柴散飘，内积热甚，生熟军硝，尺脉无底，厥逆堪焦。

数脉兼结，其至不匀，或缓或止，痰积留停。开郁舒气，宜别阴阳。调阳清热，香附黄芩，天冬橘桔，海粉蒌仁，连翘青黛，涤滞元明，理痰清气，热郁能平。阴结为积，莪术三棱，青皮丁木，连夏同斟。形羸弱者，补气扶真，健脾和胃，术茯人参，麦芽神曲，查朴砂陈。三消七补，医要留心，随机抽换，按症加增。

数而见代，浮沉迟同，察神观色，以定吉凶，至数算期，理数当通。数因阳盛，滋阴为宗，一阴六味，调理为工，生熟二地，芍药麦冬，丹参牛膝，甘草和中，金匮滋肾，山药萸同，丹泽茯地，治法宜通。参归加入，气血调融，扶正脉复，医学之功。

奇经八脉主病用药诀

督 脉

督脉为病，实者脊强，癫痫厥仆，不能俯仰。尺寸俱浮，直上直下，是为督脉，或狂迷惘。风痰壅闭，疏通得爽，羌独防风，藁本力广，苍耳荆芥，正药合党。寒宜附子，乌头共奖，少饮头重，细辛主掌，热去乌附，连军热荡。治先刮痧，放痧勿罔，合古砭针，导疾奇想。不信痧症，疾死多枉。

任 脉

任脉为病，七疝瘕症，心腹气痛，拘急难伸。寸关紧细，

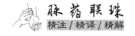

长实俱沉，是任脉现，治法详真。任本阴脉，病合阳明，宣疏和解，荔核茴沉，木香川楝，乌药青槟，良姜归附，胡索没丁。或加全蝎，或益桃仁，枳朴香附，苍草砂陈，硫黄硝石，橘红五灵，炼丹来复，太阳元精。

冲　脉

冲脉为病，气逆里急，胸填咽胀，眩运躁热。寸沉尺微，中央坚实，至关而回，或牢而直，十二经海，乃是冲脉。疗治之法，与胃经合，脉起气冲，少腹横骨，中透断交，二十四穴，忌汗吐下，宜降解结，三部分治，止痛定厥，益气调中，虚症大格。参芪苍草，升柴木橘，芍药吴黄，五味加得。夏月热甚，地黄知檗，龟板滋阴，黄连姜汁。中脘痛者，或瘀积血，胡索五灵，草果没入。下部腹痛，治疝同列，或用四苓，猪苓茯泽，白术补脾，先清其湿，青陈香附，三棱莪术，干姜良姜，通治结积。正药白薇，参归草益，专疗妇女，郁冒血厥。或呕不止，养正丹截，砾硫水银，黑铅熔合，丸服盐汤，济生救急。

带　脉

带脉为病，腹满腰痛，遗精带漏，里急后重，赤白淋露，筋痿痪疢。脉起少腹，环腰不纵，共计八穴。诊应尺动，月事不调，妇科疾弄，虚实分治，使药不众。法先理血，四物加从，红花芪桂，鲮甲炙送，桃仁没药，破血止痛。湿热病者，脉如提鞋，渗湿茯苓，二术并用，黄连黄柏，泽泻草送。千金肾着，药味本共，虚用故纸，枸杞杜仲，远志菟丝，山药萸供，龙骨牡蛎，金樱涩壅，覆盆巴戟，柏仁定恐，干姜韭子，鹿角胶绚，赤石脂煅，温补力统，或克应丸，丹艾芎共，地芍当归，带病必用。以理以补，治法细诵，炙带脉穴，邪鬼俱恐，绕刮其痧，除腰腹痛。

阳维脉

阳维之脉，足外踝起，维络诸阳，循首入耳，三十二穴，六阳纲纪，候在尺内，斜过寸止。病苦寒热，痛养肤瘠，颠仆羊鸣，失音不语，或苦腰痛，恶风汗洗，用桂枝汤，宜表慎里，风池风府，刺之可已。更当和解，小柴胡使，芩夏草参，姜枣煎取，营卫懦卑，虚弱可拟，黄芪建中，八物汤理。

阴维脉

阴维之脉，足内踝兴，维络阴脉，顶前止停，一十四穴，应刺期门，候在尺外，斜上不经。邪传于里，病苦心疼，癫喑僵仆，肉痹羊鸣。肢满阴痛，浑似疮生，寒热兼病，详察何经。兼太阴者，理中汤行，参术姜草，加附同名，少阴四逆，附草姜并，当归吴萸，治合厥阴。太阴热病，承气汤斟。少阴冲任，散用金铃，延胡同法，失笑厥阴。寒热分治，药不同伦，内伤血弱，四物养营，妙香之类，大法宜遵。随症加减，医者留心，治道总诀，认定三阴，邪依经络，刮放痧清，腿弯两胁，飞阳筑宾，内踝之上，放血痧平。

阳跻脉

阳跻之脉，起自足跟，上至于目，风池穴停，二十四穴，六腑通行，寸左右弹，其脉可征。阳急阴缓，腰背苦疼，偏枯顽痹，瘫痪抽筋，拘萦络闭，风痛周身。所候在寸，虚实宜分，浮强实大，宜泻宜清。目不得瞑，阳盛昏昏，先刺外踝，左右推寻。治当和解，半夏汤斟，指迷七气，香附青陈，甘桔藿桂，莪术通营，半夏益智，通理七情。或为邪闭，寒热狂惊，转筋呕逆，痧症须明，提刮刺放，疏络通经，然后投剂，起毙回生。

阴跷脉

阴跷之脉，亦起足跟，与肾相会，宜达睛明，上通泥丸，涌泉穴生，凡有八穴，号曰天根。候在两尺，弹指病侵，阴急阳缓，目瞑昏昏，营强卫弱，寒热相争，癫痓腹痛，皮痹肤疼，男子癫疝，妇女瘕症。治先温解，提卫疏营，炮姜附子，甘草人参，麦冬五味，茶叶连陈。所忌汗下，刮痧正经，六阴腧穴，提放通筋，治痧仙剂，荆芥细辛，郁金降香，末服茶清，痧忌附子，前方斟酌。

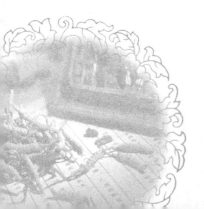